U0246022

Graphic Illustration of
Hand and Foot Surgery

Hand
and
Foot

**Graphic Illustration of
Hand and Foot Surgery**

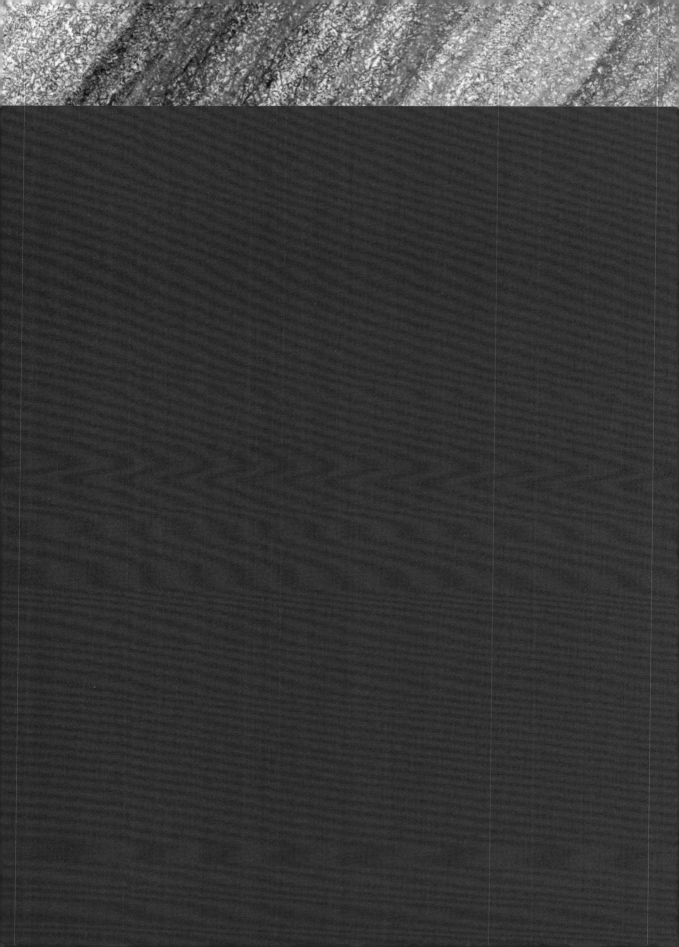

手足外科
手术图解

Graphic Illustration of
Hand and Foot Surgery
—— 手绘彩图 技巧要点 难点精讲

Hand
Foot

主　编　**杨　磊**

副主编　**王大为　鄂晓强**

编　者（以姓氏笔画为序）

王大为　杨　磊

张鹤鹏　鄂晓强

绘　图　**张海峰**

人民卫生出版社
·北京·

版权所有，侵权必究！

图书在版编目（CIP）数据

手足外科手术图解：手绘彩图·技巧要点·难点精讲/杨磊主编. —北京：人民卫生出版社，2024.2
ISBN 978-7-117-36031-9

I.①手… Ⅱ.①杨… Ⅲ.①手 – 外科手术 – 图解 ②足 – 外科手术 – 图解 Ⅳ.①R658-64

中国国家版本馆 CIP 数据核字（2024）第 051309 号

人卫智网	www.ipmph.com	医学教育、学术、考试、健康，购书智慧智能综合服务平台
人卫官网	www.pmph.com	人卫官方资讯发布平台

手足外科手术图解——手绘彩图·技巧要点·难点精讲
Shouzu Waike Shoushu Tujie——Shouhui Caitu·Jiqiao
Yaodian·Nandian Jingjiang

主　　编：杨　磊
出版发行：人民卫生出版社（中继线 010-59780011）
地　　址：北京市朝阳区潘家园南里 19 号
邮　　编：100021
E - mail：pmph @ pmph.com
购书热线：010-59787592　010-59787584　010-65264830
印　　刷：北京顶佳世纪印刷有限公司
经　　销：新华书店
开　　本：787×1092　1/16　印张：16
字　　数：430 千字
版　　次：2024 年 2 月第 1 版
印　　次：2024 年 4 月第 1 次印刷
标准书号：ISBN 978-7-117-36031-9
定　　价：198.00 元
打击盗版举报电话：010-59787491　E-mail：WQ @ pmph.com
质量问题联系电话：010-59787234　E-mail：zhiliang @ pmph.com
数字融合服务电话：4001118166　E-mail：zengzhi @ pmph.com

序

外科手术是外科治疗疾病的重要环节，需凝练外科医生掌握的全方位的医学知识，在最适当的时间、最适合的部位、以最小的组织侵袭，完成清除病痛、修复组织器官的目的。外科医生的成长要经历学习、辅助手术到独立手术，这是一个相对漫长的过程。尽管如此，学习对于外科医生是永久的要求，尤其是对每一台外科手术入路、组织解剖的熟悉，重要的神经、血管，以及骨科手术中的韧带、肌腱等等的娴熟掌握，是手术成功最基本的前提。

我很欣喜地看到杨磊教授等中青年专家们能从临床外科医师培训的实际出发，结合大量临床实际病例，编著了《手足外科手术图解——手绘彩图·技巧要点·难点精讲》一书。一方面，本书的编写反映了中青年专家们踏实、务实的临床科学态度；另一方面，本图谱也会为广大医生所喜爱，成为中青年医生们手术成长过程中的重要工具，成为制订手术规划的重要参考，也会成为手术入路方法改进的重要依据。我们热切希望这本书尽快问世，并衷心感谢杨磊教授的辛苦工作。

国家创伤医学中心　主任

2023 年 1 月 7 日

前　言

随着医学理念的不断发展以及医疗技术水平的不断提高，我国的骨科事业有了迅速的发展，取得了巨大成就。近年来，骨科的教学、医疗和科研水平均有了很大提高，骨科专业队伍日益壮大，但目前国内尚缺乏一部综合实用的手足外科手术图解类专业图书。为了适应骨科事业发展的需要，特别是为了给广大实习医师、进修医师、青年骨科医师和基层外科医师提供一本实用的手足外科临床参考书，我们编绘了《手足外科手术图解——手绘彩图·技巧要点·难点精讲》一书。

编者总结了哈尔滨医科大学附属医院骨科前辈们数十年来手足外科疾病手术治疗的临床经验，以《系统解剖学》《局部解剖学》《临床解剖学》《实用骨科学》等为基础，并参考国内外有关资料，设计、编绘此图谱。

本图谱具有严谨、科学的特点，以大量临床实践手术为基础，融合渗透了国内外解剖学和临床手术学的新进展，尽量删除与其他解剖学教材、解剖图谱重复的内容，突出手足外科解剖的特点，着重介绍手足外科相关的手术内容，具有更好的针对性、结构性、层次性和实用性。

由于骨科解剖学是一门形态学科，因此本图谱特别注重图文并茂、紧密衔接、相互协调。全书共五章，分别介绍了手足临床局部解剖、腕关节的手术、手的手术、踝关节的手术、足的手术。

本图谱为一部解剖学和临床医学紧密结合的医学工具书，总结收集我校附属医院骨科历年来积累的大量典型传统手术和现代规范手术实例，将骨科的手、腕、足、踝手术，与各部相关的局部解剖有机结合，力争使本图谱成为一部专业性强且专业划分细腻的医学专著。该图谱既是骨科医生、研究生和进修医生的专业参考书，更是手足显微外科工作者的实用工具书。

　　本书的编绘是建立在许多前辈的工作基础之上的，凝结了他们的劳动结晶，同时我们也借鉴了诸多国内外骨科与解剖相关书籍与资料文献，在此表示衷心的感谢。特别感谢张海峰老师在绘画和临床素材方面给予的大力支持和帮助。由于本编委会人员大多数身负骨科一线临床工作，经验和水平难免有所不足，内容中难免存在一些缺漏和错误。恳切希望广大专家及读者不吝指正，以便再版时修订和补充。

　　最后，谨向在临床工作之余，抽出宝贵时间参与本书编写工作的全体人员表示衷心的感谢，并向出版发行此书的人民卫生出版社致以崇高的敬意。

主编

2023 年 1 月 7 日

目录

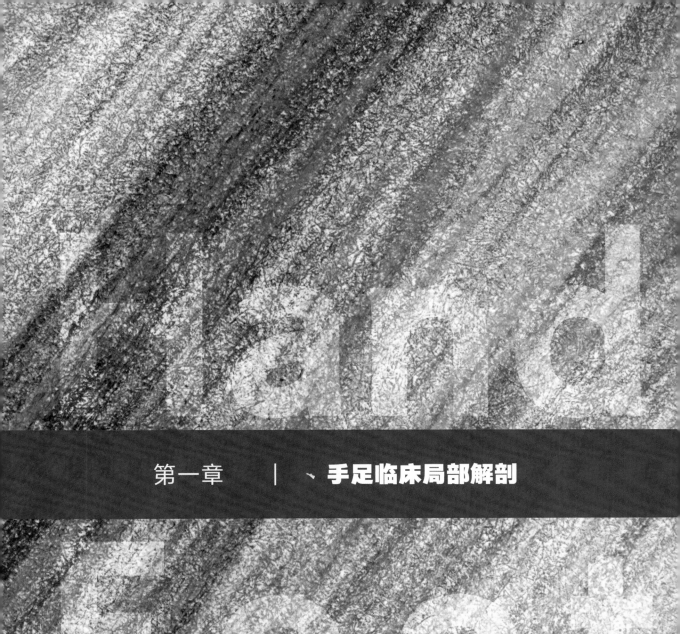

第一章　　│ 、 **手足临床局部解剖**

手的临床局部解剖

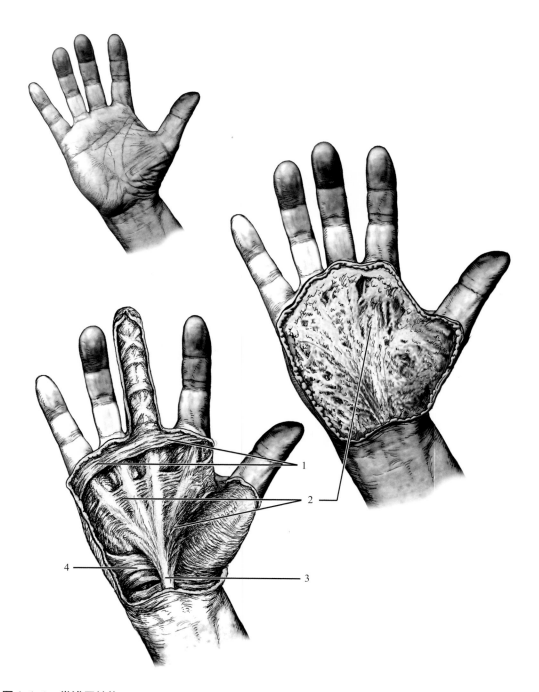

图 1-1-1　掌浅层结构

1. 掌浅横韧带；2. 掌腱膜；3. 掌长肌腱；4. 掌短肌。

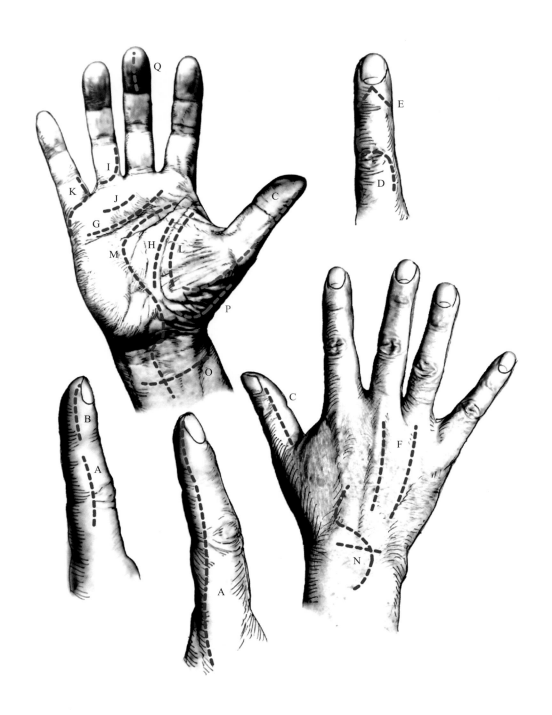

图 1-1-2　手掌、指及腕部常用手术切口

A～C. 手指侧方切口入路；D、E. 手指背侧切口入路；F. 手掌背侧切口入路；G、H、J、L、M、P. 手掌部切口入路；I、K. 掌指部切口入路；N. 腕背侧切口入路；O. 腕掌侧切口入路；Q. 指端掌侧切口入路。

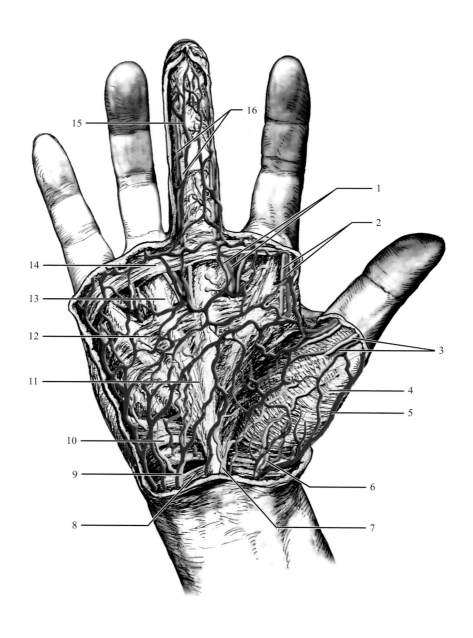

图 1-1-3　掌浅部血管及神经结构

1. 指掌侧固有动脉、神经；2. 示指桡侧动脉、神经；3. 拇指桡掌侧动脉、神经；4. 拇短展肌；5. 拇指掌侧静脉；6. 前臂外侧皮神经；7. 正中神经掌支；8. 屈肌支持带；9. 尺神经（掌皮支）；10. 掌短肌；11. 掌腱膜；12. 横束（掌腱膜）；13. 纤维鞘；14. 掌浅横韧带；15. 指掌侧静脉；16. 中指掌侧固有动脉、神经。

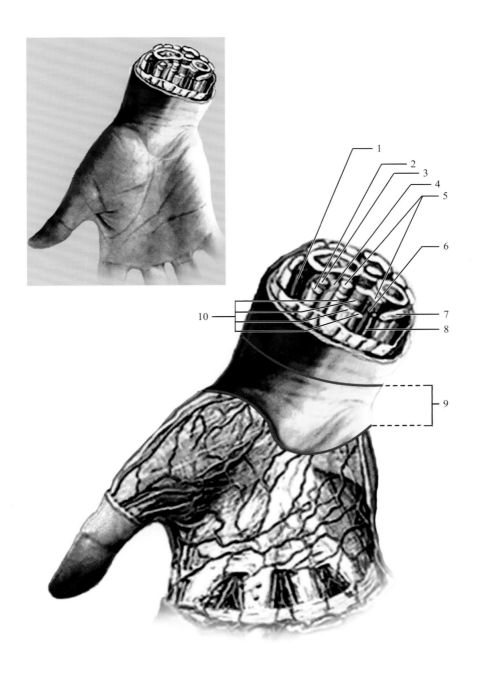

图 1-1-4　腕管及其内容

1. 桡动脉；2. 桡侧腕屈肌腱；3. 拇长屈肌腱及其腱鞘；4. 正中神经；5. 指深屈肌腱；6. 尺动脉；
7. 尺侧腕屈肌；8. 尺神经；9. 腕部；10. 指浅屈肌腱。

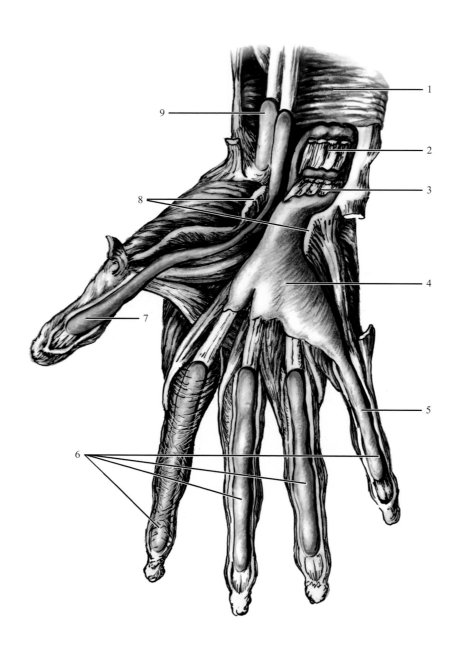

图 1-1-5　手部腱鞘及筋膜间隙

1. 旋前方肌；2. 指浅屈肌；3. 指深屈肌；4. 屈指肌总腱鞘（尺侧囊）；5. 小指屈肌腱滑液鞘；6. 屈指肌腱滑液鞘；7. 拇长屈肌腱滑液鞘；8. 屈肌支持带；9. 桡侧腕屈肌滑液鞘。

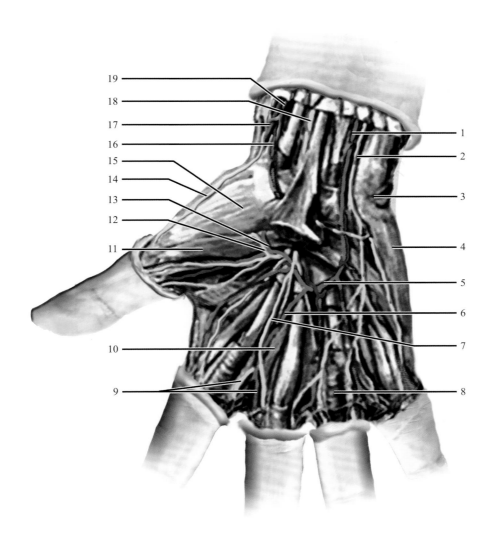

图 1-1-6 掌深部血管及神经分支

1. 尺动脉；2. 尺神经；3. 豌豆骨；4. 小指展肌；5. 掌浅弓；6. 指掌侧总动脉；7. 指掌侧总神经；8. 指屈肌和小指屈肌；9. 指掌侧固有动脉、神经；10. 蚓状肌；11. 拇短屈肌；12. 正中神经返支；13. 桡动脉掌浅支；14. 桡神经浅支；15. 拇短展肌；16. 桡动脉掌浅支；17. 桡动脉；18. 正中神经；19. 桡静脉。

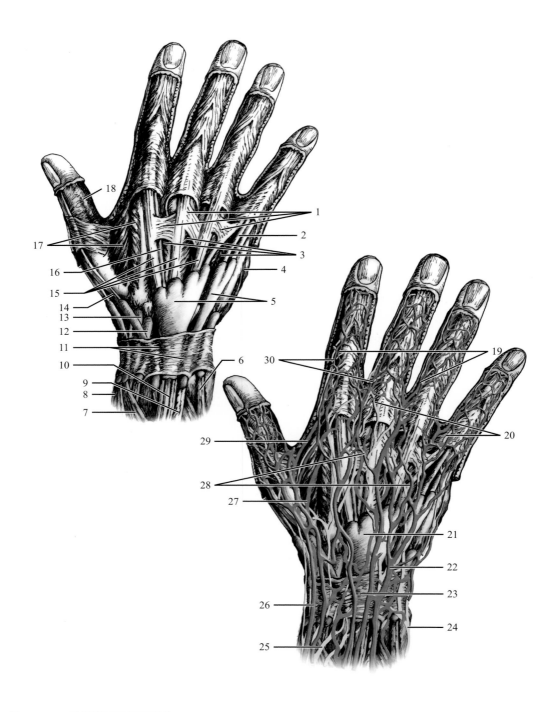

图 1-1-7 手背浅层及深层结构

1. 腱间结合；2. 小指伸肌腱；3. 腱膜下间隙；4. 小指展肌；5. 指深肌腱鞘；6. 尺侧腕伸肌；7. 拇短伸肌；8. 拇长展肌；9. 小指伸肌；10. 指伸肌和示指伸肌；11. 伸肌支持带；12. 桡侧腕短伸肌腱鞘；13. 桡侧腕长伸肌腱鞘；14. 拇长伸肌；15. 指伸肌；16. 示指伸肌腱；17. 第一骨间背侧肌；18. 纤维韧带；19. 指背动脉；20. 指背神经；21. 指伸肌和示指伸肌腱鞘；22. 贵要静脉；23. 伸肌支持带；24. 尺神经手背支；25. 桡神经手背支；26. 头静脉；27. 桡动脉；28. 手背静脉网；29. 掌背动脉；30. 指背静脉。

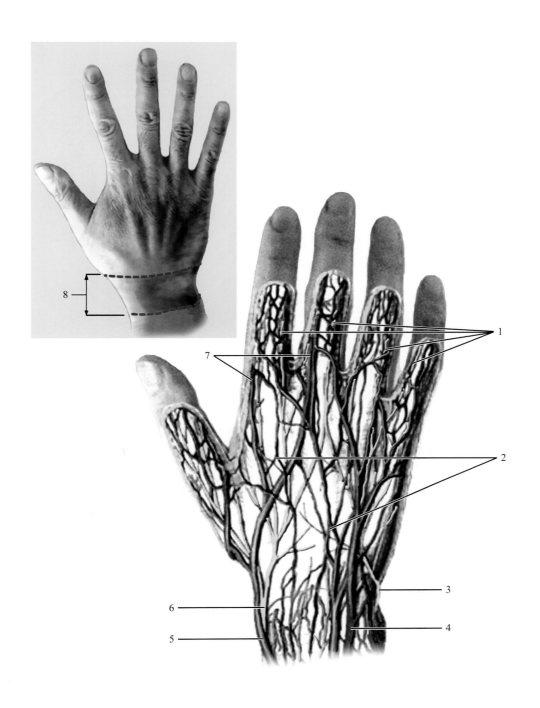

图 1-1-8　手背静脉及神经

1. 指背神经；2. 手背静脉网；3. 尺神经手背支；4. 贵要静脉；5. 头静脉；6. 桡神经浅支；7. 指背静脉；8. 腕部。

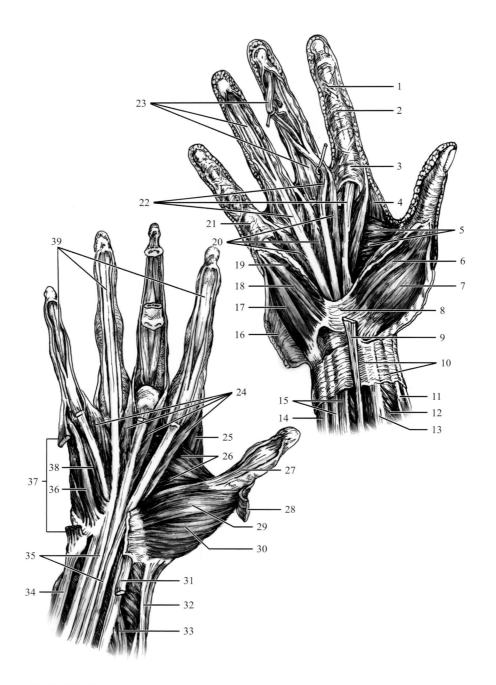

图 1-1-9　手部深层结构

1. 指纤维鞘交叉部；2. 指纤维鞘环状部；3. 腱滑膜鞘；4. 第一骨间背侧肌；5. 拇收肌；6. 拇短屈肌；7. 拇短展肌；8. 屈肌支持带；9. 掌长肌；10. 腕掌侧韧带；11. 拇长展肌腱；12. 拇长屈肌腱；13. 桡侧腕屈肌腱；14. 尺侧腕屈肌腱；15. 指浅屈肌腱；16. 掌短肌；17. 小指短屈肌；18. 小指短屈肌；19. 小指对掌肌；20. 蚓状肌；21. 腱滑膜鞘；22. 指浅屈肌腱；23. 指深屈肌腱；24. 蚓状肌；25. 第一骨间背侧肌；26. 拇收肌；27. 拇长屈肌腱鞘；28. 拇短展肌；29. 拇短屈肌；30. 拇对掌肌；31. 桡侧腕屈肌腱；32. 拇长展肌腱；33. 拇长屈肌；34. 尺侧腕屈肌腱；35. 指浅屈肌腱；36. 小指短屈肌；37. 小指展肌；38. 小指对掌肌；39. 指深屈肌腱。

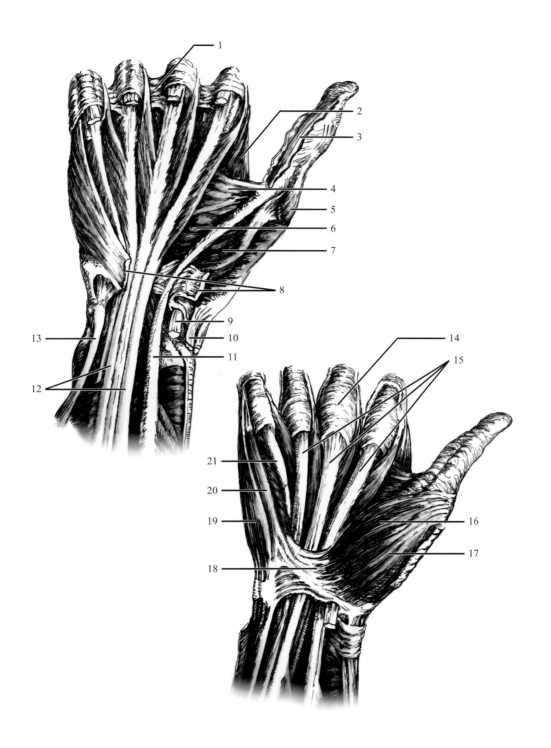

图 1-1-10　手部深层结构

1. 掌骨深横韧带；2. 第一骨间背侧肌；3. 拇长屈肌腱；4. 拇收肌长头；5. 拇长伸肌；6. 拇收肌（斜头）；7. 拇对掌肌；8. 屈肌支持带；9. 桡侧腕屈肌腱；10. 拇长展肌腱；11. 拇长屈肌腱；12. 指深屈肌腱；13. 尺侧腕屈肌腱；14. 腱滑膜鞘；15. 指浅屈肌腱；16. 拇短屈肌；17. 拇短展肌；18. 屈肌支持带；19. 小指展肌；20. 小指短屈肌；21. 小指浅屈肌腱。

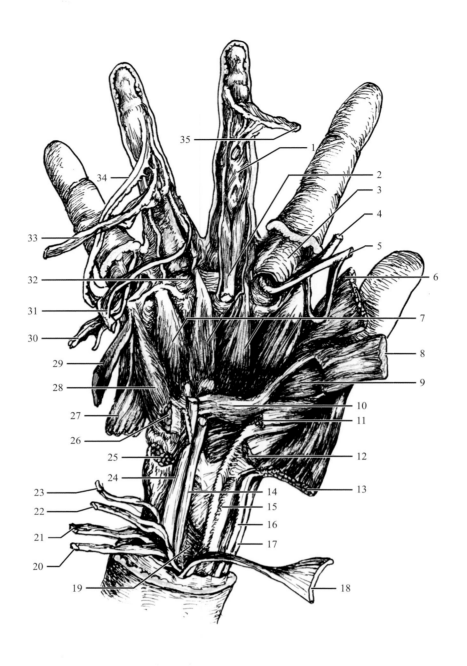

图 1-1-11 手部掌侧肌肉及韧带

1. 腱纽；2. 中指浅屈肌腱；3. 腱纤维鞘；4. 示指深屈肌腱；5. 示指浅屈肌腱；6. 拇收肌（横头）；7. 蚓状肌；8. 拇短屈肌；9. 拇对掌肌；10. 拇收肌（斜头）；11. 拇短屈肌；12. 拇长屈肌腱；13. 拇短展肌；14. 示指深屈肌腱；15. 桡侧腕屈肌；16. 拇长展肌；17. 拇短伸肌；18. 掌长肌；19. 旋前方肌；20. 中指浅屈肌腱；21. 环指浅屈肌腱；22. 示指浅屈肌腱；23. 小指浅屈肌腱；24. 中、环、小指深屈肌腱；25. 尺侧腕屈肌；26. 掌短肌；27. 小指展肌；28. 小指对掌肌；29. 小指短屈肌；30. 小指深屈肌腱；31. 指浅屈肌腱；32. 掌骨深横韧带；33. 环指浅屈肌腱；34. 环指深屈肌腱；35. 中指深屈肌腱。

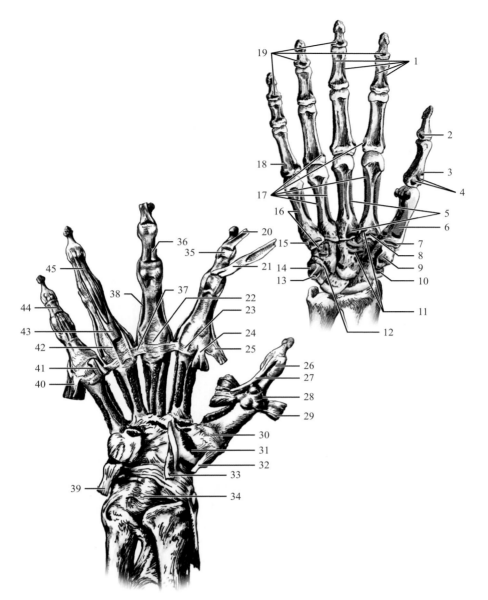

图 1-1-12　手骨肌肉、韧带及内容

1. 指浅屈肌附着点；2. 拇长屈肌附着点拇远端指骨；3. 拇短展肌附着点拇近端指骨；4. 拇短屈肌附着点拇近端指骨；5. 拇收肌附着点；6. 拇对掌肌附着点第一掌骨；7. 拇长展肌附着点第一掌骨；8. 桡侧腕屈肌附着点第二掌骨；9. 拇对掌肌附着点大多角骨；10. 拇短展肌附着点大多角骨；11. 拇短屈肌附着点；12. 豌豆骨；13. 尺侧腕屈肌附着点豌豆骨；14. 小指展肌附着点豌豆骨；15. 小指短屈肌附着点；16. 小指对掌肌附着点；17. 骨间掌侧肌附着点；18. 小指屈肌与展肌附着点小指近节指骨底；19. 指深屈肌附着点远端指骨；20. 示指伸肌肌腱；21. 示指浅屈肌肌腱；22. 腱滑膜鞘壁层；23. 骨深横韧带；24. 示指深屈肌腱；25. 示指伸肌腱；26. 拇长屈肌附着点拇远端指骨；27. 拇长屈肌；28. 拇指滑车；29. 拇指掌面浅筋膜；30. 拇短屈肌；31. 拇对掌肌；32. 拇短展肌；33. 掌长肌；34. 尺掌侧韧带；35. 腱滑膜鞘壁层；36. 腱滑膜鞘脏层；37. 掌骨深横韧带；38. 中指近端指骨；39. 尺侧腕屈肌；40. 小指展肌；41. 掌浅横韧带；42. 腱纤维鞘；43. 环指浅屈肌腱；44. 小指深屈肌腱；45. 环指深屈肌腱。

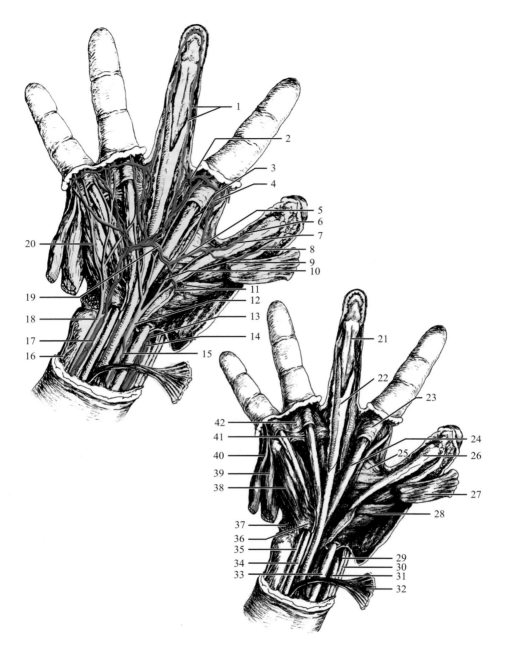

图 1-1-13　手部掌侧血管、神经及相关肌群

1．中指掌侧固有动脉、神经；2．指掌侧静脉；3．示指固有神经；4．示指固有动脉；5．拇主要动脉；
6．拇指掌侧固有神经尺侧缘；7．拇指掌侧固有动脉尺侧缘；8．拇指掌侧固有动脉桡侧缘；9．拇指
掌侧固有神经桡侧缘；10．指掌侧总神经；11．桡侧掌浅支；12．正中神经；13．桡静脉；14．桡动
脉；15．正中动脉；16．前臂内侧皮神经；17．尺动脉；18．尺神经；19．掌浅弓；20．指掌侧总神经；
21．中指深屈肌腱；22．中指浅屈肌腱；23．腱滑膜鞘壁层；24．示指浅屈肌腱；25．拇收肌；
26．拇长屈肌；27．拇短屈肌；28．拇对掌肌；29．拇长展肌；30．拇短伸肌；31．桡侧腕屈肌；
32．掌长肌；33．拇长屈肌；34．环指浅屈肌腱；35．小指浅屈肌腱；36．腕掌侧韧带；37．骨间掌侧肌；
38．小指对掌肌；39．小指短屈肌；40．小指展肌；41．横束；42．掌骨深横韧带。

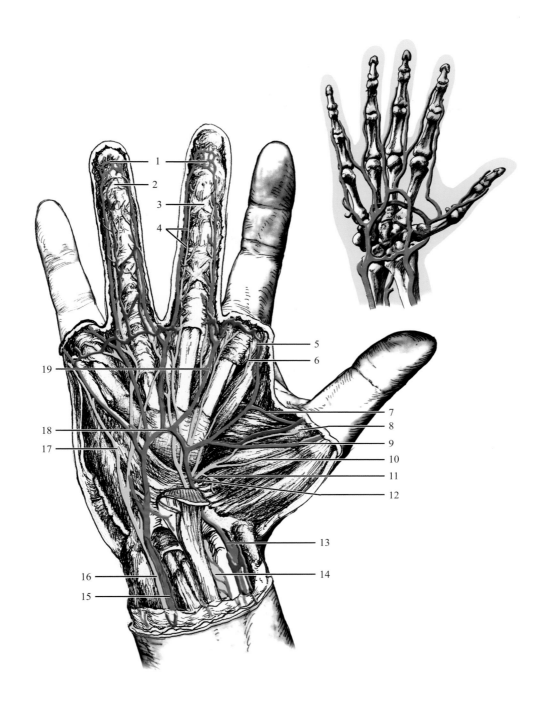

图 1-1-14　手部掌侧血管、神经

1. 中指、环指掌侧固有动脉网；2. 腱纤维鞘环状部；3. 腱纤维鞘交叉部；4. 指掌侧固有神经；5. 示指掌侧固有动脉；6. 示指掌侧固有神经；7. 拇主要动脉；8. 拇掌侧固有神经；9. 拇掌侧固有动脉桡侧支；10. 拇掌侧固有神经桡侧支；11. 正中神经返支；12. 桡动脉掌浅支；13. 桡动脉；14. 正中神经；15. 尺动脉；16. 尺神经；17. 尺神经指掌侧固有神经；18. 掌浅弓；19. 指掌侧总动脉。

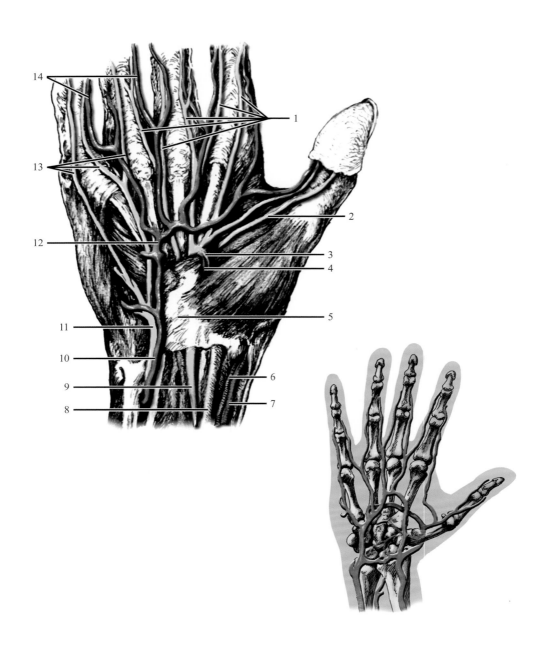

图 1-1-15　手部掌侧血管、神经

1. 指掌侧固有神经；2. 拇指掌侧固有神经；3. 正中神经返支至鱼际肌群；4. 桡动脉掌浅支；5. 屈肌支持带（腕横韧带）；6. 桡静脉；7. 桡动脉；8. 桡侧腕屈肌；9. 正中神经；10. 尺动脉；11. 尺神经；12. 掌浅弓；13. 指掌侧固有神经；14. 指掌侧固有动脉。

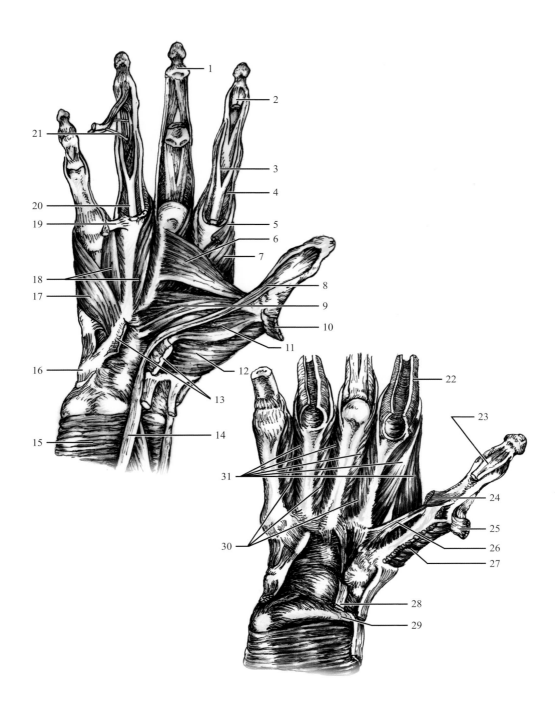

图 1-1-16　手部掌侧肌群

1. 中指远节指骨；2. 指深屈肌腱；3. 指浅屈肌腱；4. 腱纤维鞘；5. 第一蚓状肌；6. 拇收肌横头；
7. 第一骨间背侧肌；8. 拇长屈肌；9. 拇收肌斜头；10. 拇短屈肌；11. 拇短展肌；12. 拇对掌肌；
13. 屈肌支持带（腕横韧带）；14. 拇长屈肌腱；15. 旋前方肌；16. 豌豆骨；17. 小指对掌肌；18. 蚓
状肌；19. 掌骨深横韧带；20. 指浅屈肌；21. 腱纽；22. 指纤维鞘；23. 拇长屈肌腱；24. 拇短屈肌；
25. 拇短展肌；26. 拇收肌；27. 拇对掌肌；28. 桡侧腕屈肌腱；29. 桡骨；30. 骨间背侧肌；31. 蚓
状肌。

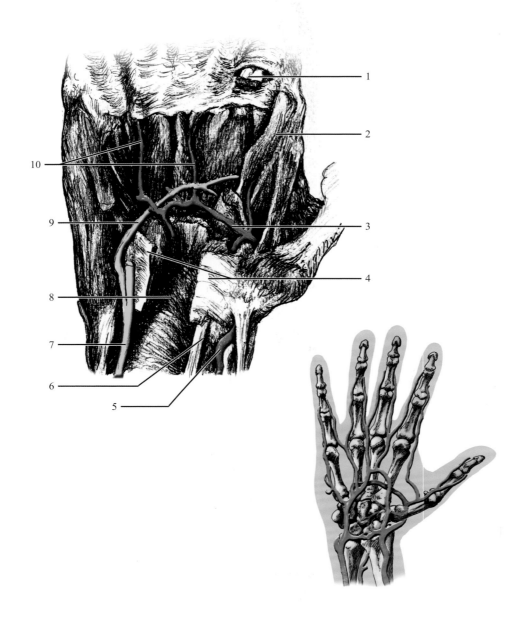

图 1-1-17 手部掌侧动脉、神经及相关肌腱

1. 指浅屈肌腱；2. 蚓状肌；3. 掌深弓；4. 屈肌支持带；5. 桡动脉；6. 桡侧腕屈肌腱；7. 尺神经；
8. 腕管；9. 尺神经深支；10. 掌心动脉。

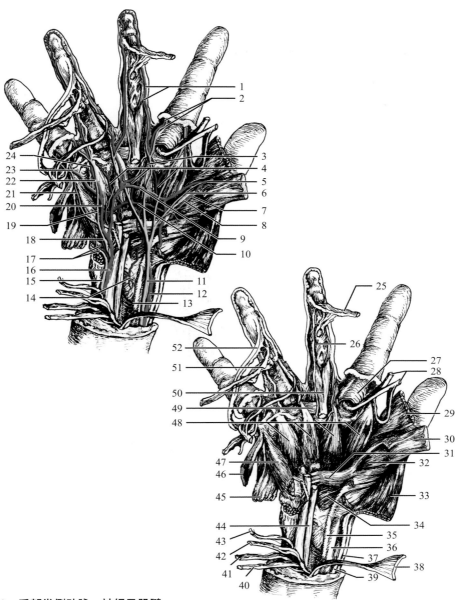

图 1-1-18　手部掌侧动脉、神经及肌腱

1. 中指指掌侧固有动脉和神经；2. 示指指掌侧固有动脉和神经；3. 指掌侧总动脉；4. 掌心动脉；
5. 第一指掌侧固有动脉；6. 第一指掌侧固有神经；7. 第一指掌侧固有神经；8. 第一指掌心动脉；
9. 掌浅弓；10. 掌深弓；11. 正中神经；12. 桡动脉；13. 旋前方肌；14. 掌深弓返支；15. 尺神经；
16. 尺动脉；17. 尺神经和动脉掌深支；18. 尺神经浅支；19. 指掌侧总神经；20. 小指尺掌侧动脉；
21. 小指掌侧固有动脉；22. 第四指掌侧固有神经；23. 小指掌侧固有动脉；24. 环指掌侧固有动脉；
25. 指深屈肌；26. 滑车；27. 指滑液鞘；28. 指浅屈肌；29. 拇收肌横头；30. 拇短屈肌；31. 拇收
肌斜头；32. 拇对掌肌；33. 拇短展肌；34. 腕管；35. 桡侧腕屈肌；36. 拇长屈肌；37. 拇短深肌腱；
38. 掌长肌腱；39. 拇长展肌；40. 中指浅屈肌腱；41. 环指浅屈肌腱；42. 示指浅屈肌腱；43. 小指
浅屈肌腱；44. 示指深屈肌腱；45. 掌短肌；46. 小指短屈肌；47. 小指对掌肌；48. 蚓状肌；49. 掌
骨深横韧带；50. 指浅屈肌腱；51. 指浅屈肌腱；52. 指深屈肌腱。

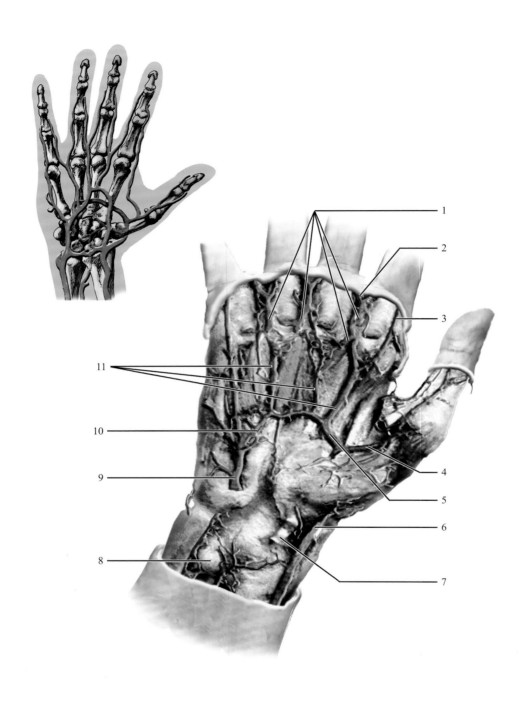

图 1-1-19　手部掌侧浅层结构

1. 指掌侧总动脉；2. 指掌侧固有动脉；3. 指掌侧固有动脉；4. 拇主要动脉；5. 掌浅弓；6. 桡动脉；
7. 拇长屈肌腱；8. 尺骨茎突；9. 尺动脉；10. 尺动脉掌深支；11. 掌心动脉。

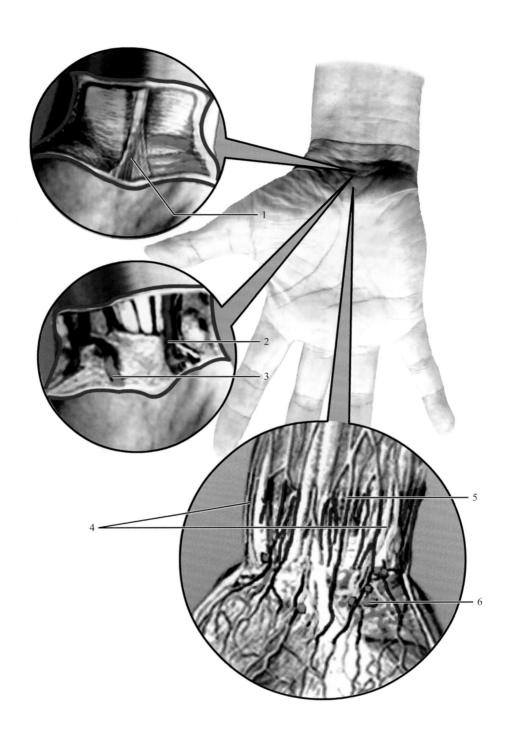

图 1-1-20 腕部及其内容

1. 掌长肌腱；2. 尺动脉；3. 桡动脉；4. 皮神经；5. 正中静脉；6. 淋巴结。

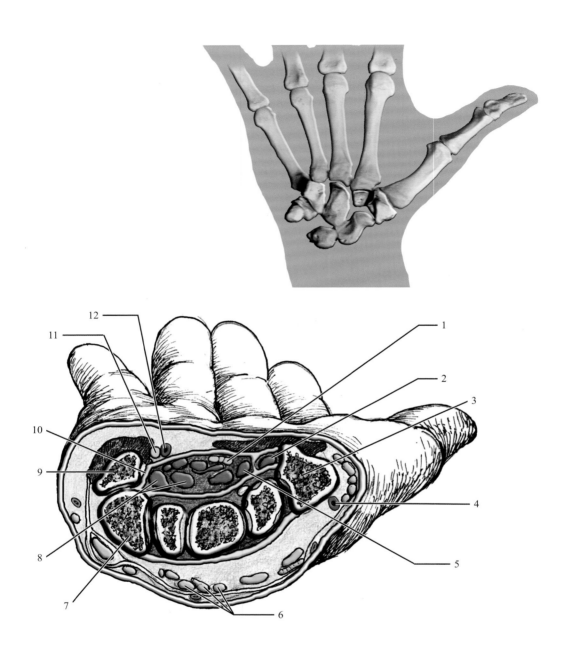

图 1-1-21　手部横截面结构

1．正中神经；2．桡侧腕屈肌腱；3．大多角骨；4．桡动脉；5．拇长屈肌腱；6．贵要静脉；7．钩骨；

8．指深屈肌腱；9．豌豆骨；10．屈肌总腱鞘；11．尺神经；12．尺动脉。

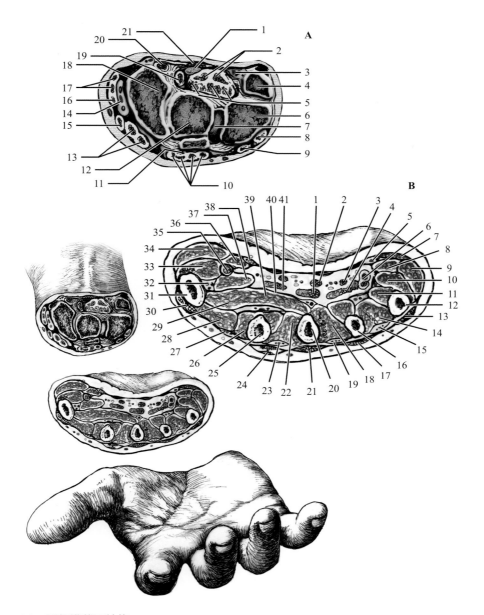

图 1-1-22　手部横截面结构

A：1．正中神经；2．指浅屈肌；3．尺动脉；4．豌豆骨；5．指深屈肌；6．三角骨；7．钩骨；8．尺侧腕伸肌腱；9．小指伸肌腱；10．指伸肌腱；11．示指伸肌腱；12．月骨；13．桡侧腕长短伸肌；14．拇长伸肌；15．桡动静脉；16．拇短伸肌；17．拇长展肌；18．舟骨；19．拇长屈肌；20．桡侧腕屈肌腱；21．掌长肌腱。B：1．指深屈肌；2．指浅屈肌；3．指浅屈肌；4．指深屈肌；5．尺动脉和尺神经；6．指浅屈肌；7．掌短肌；8．小指短屈肌；9．小指展肌；10．小指对掌肌；11．第四骨间掌侧肌；12．第五掌骨；13．小指伸肌；14．第四骨间背侧肌；15．指背神经；16．第四掌骨；17．指伸肌；18．第三骨间背侧肌；19．指背神经；20．第三掌骨；21．指伸肌；22．第二骨间背侧肌；23．指背神经；24．指伸肌；25．第二掌骨；26．第二骨间掌侧肌；27．指背神经；28．第一骨间背侧肌；29．拇收肌横头；30．指伸肌；31．第一掌骨；32．拇主要动脉；33．拇对掌肌；34．拇短展肌；35．拇长屈肌；36．拇短屈肌；37．拇收肌斜头；38．掌浅支；39．拇收肌横头；40．鱼际间隙；41．掌中间隙。

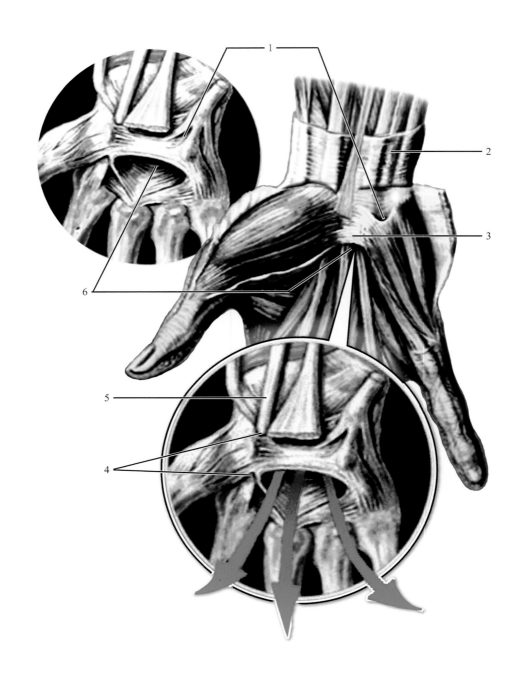

图 1-1-23 腕管及其内容

1. 腕尺管；2. 腕掌韧带；3. 屈肌支持带（腕横韧带）；4. 鱼际间隙；5. 桡侧腕屈肌腱；6. 腕管。

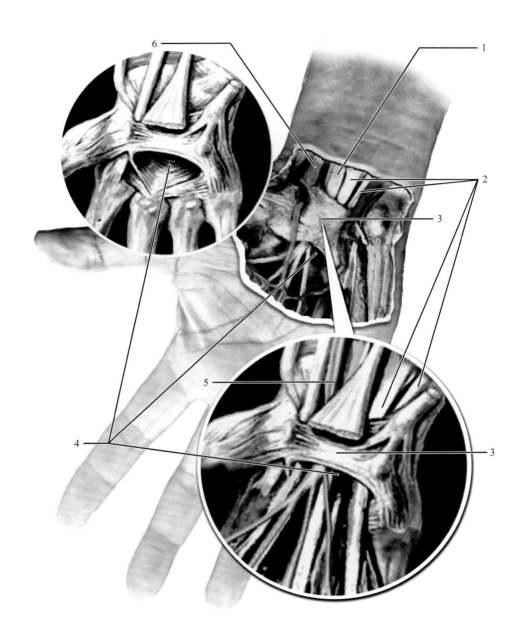

图 1-1-24　腕管及其内容

1. 拇长屈肌腱；2. 指浅屈肌腱；3. 屈肌支持带（腕横韧带）；4. 腕管；5. 正中神经；6. 桡侧腕屈肌腱。

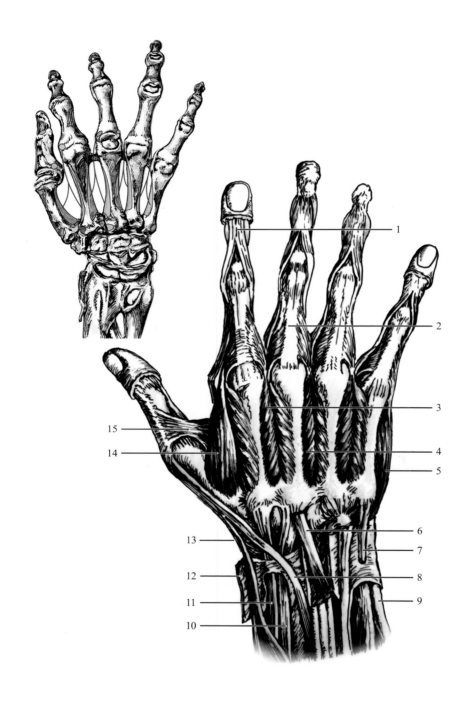

图 1-1-25　手部背侧肌群、肌腱及支持带

1．示指伸肌腱；2．指背腱膜；3．第二骨间背侧肌；4．第三骨间背侧肌；5．小指展肌；6．示指伸肌；7．小指伸肌；8．拇长伸肌；9．尺侧腕伸肌；10．桡侧腕短伸肌；11．桡侧腕长伸肌；12．伸肌支持带；13．拇短伸肌；14．第一骨间背侧肌；15．拇收肌。

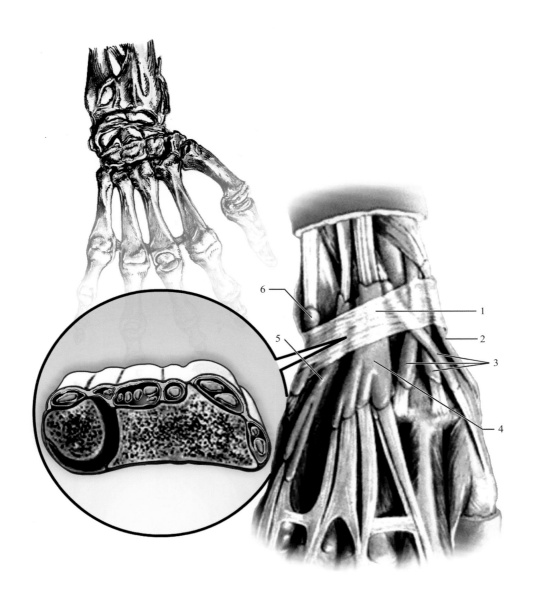

图 1-1-26 手部背侧腱鞘

1. 伸肌支持带；2. 拇短伸肌腱鞘；3. 腱鞘；4. 指伸肌和示指伸肌腱鞘；5. 小指伸肌腱鞘；6. 尺侧腕伸肌腱鞘。

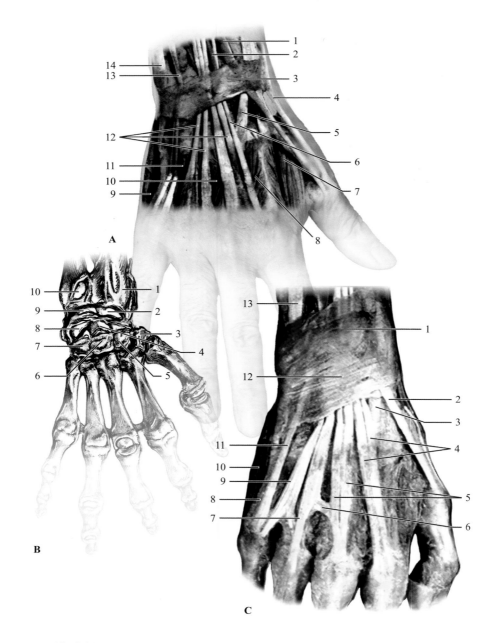

图 1-1-27　手部背侧肌群及骨结构

A：1. 拇长伸肌腱；2. 示指伸肌；3. 伸肌支持带；4. 拇短伸肌腱；5. 桡侧腕短伸肌腱；6. 示指伸肌腱；7. 第一骨间背侧肌；8. 第二骨间背侧肌；9. 小指展肌；10. 第三骨间背侧肌；11. 四骨间背侧肌；12. 指伸肌腱；13. 小指伸肌腱；14. 尺侧腕伸肌腱。B：1. 桡骨背侧结节；2. 桡腕关节；3. 大多角骨；4. 月骨；5. 小多角骨；6. 头状骨；7. 钩骨；8. 三角骨；9. 腕关节关节盘；10. 尺骨。C：1. 伸肌支持带；2. 拇长伸肌腱；3. 桡侧腕短伸肌腱；4. 示指伸肌腱；5. 中指伸肌腱；6. 腱间结合；7. 环指伸肌腱；8. 小指伸肌腱；9. 指伸肌腱；10. 小指展肌；11. 小指伸肌；12. 伸肌支持带；13. 尺侧腕伸肌腱。

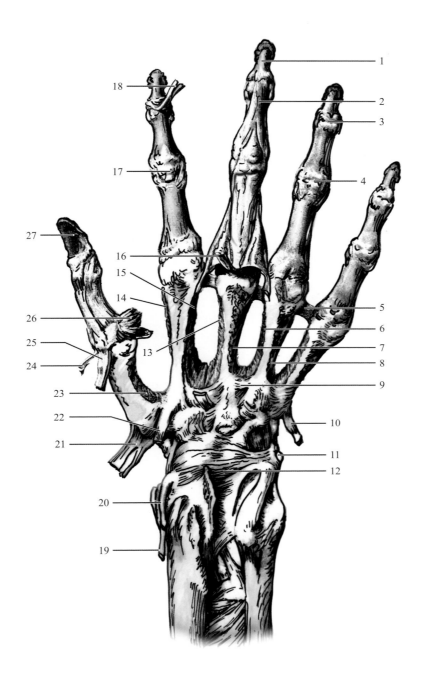

图 1-1-28　手部背侧肌腱、关节及相关结构

1．远节指骨；2．指伸肌腱；3．远节指间关节；4．近侧指间关节；5．掌骨深横韧带；6～8．骨间背侧肌附着点；9．掌骨背侧韧带；10．尺侧腕伸肌腱；11．尺骨茎突；12．桡腕背侧韧带；13～15．骨间背侧肌附着点；16．指背腱膜；17．近侧指间关节；18．示指伸肌腱；19．桡侧腕长伸肌；20．桡侧腕短伸肌；21．拇长展肌腱；22．桡侧腕长伸肌腱；23．第一骨间背侧肌；24．拇短伸肌腱；25．拇长伸肌腱；26．拇收肌；27．拇指远节指骨。

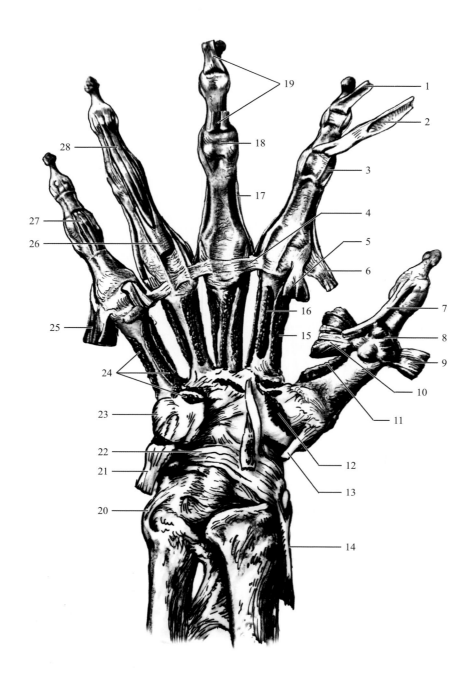

图 1-1-29　手部掌侧肌腱及相关内容

1. 示指深屈肌腱；2. 示指浅屈肌腱；3. 指纤维鞘；4. 掌骨深横韧带；5. 第一蚓状肌；6. 示指伸肌腱；7. 拇长屈肌腱；8. 拇短屈肌止点；9. 拇短展肌；10. 拇收肌；11. 第一骨间背侧肌；12. 拇收肌；13. 拇长展肌腱；14. 肱桡肌腱；15. 骨间掌侧肌附着点；16. 蚓状肌附着点；17. 指背腱膜；18. 腱滑膜鞘；19. 中指伸屈肌腱；20. 尺掌侧韧带；21. 尺侧腕屈肌；22. 腕掌侧韧带；23. 豌豆骨；24. 小指对掌肌；25. 小指短屈肌；26. 指纤维鞘；27. 小指深屈肌腱；28. 环指深屈肌腱。

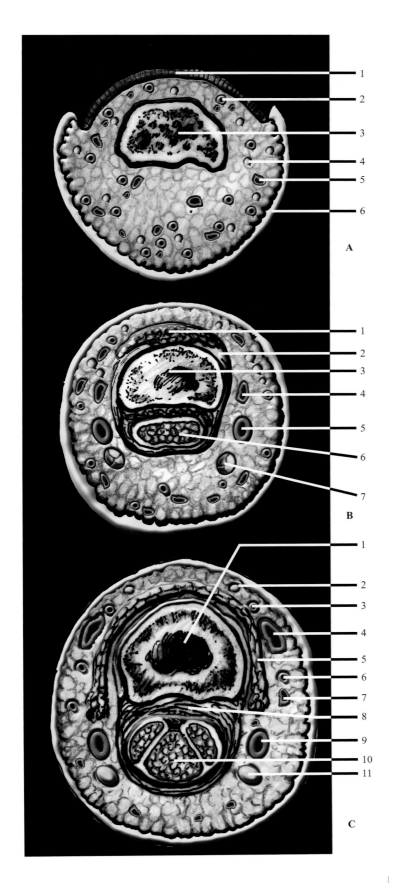

图 1-1-30　手指横截面相关结构

A：1．甲体；2．小动脉；3．远节指骨；4．细小神经；5．细小静脉；6．皮肤。B：1．指伸肌腱；2．指纤维鞘；3．中指关节；4．指掌侧固有静脉；5．指掌侧固有动脉；6．指深屈肌腱；7．指掌侧固有神经。C：1．近节指骨；2．指背侧固有神经；3．指背侧固有动脉；4．指背侧固有静脉；5．指背腱膜；6．细小动脉；7．细小静脉；8．指滑膜鞘；9．指掌侧固有动脉；10．指深屈肌腱；11．指掌侧固有神经。

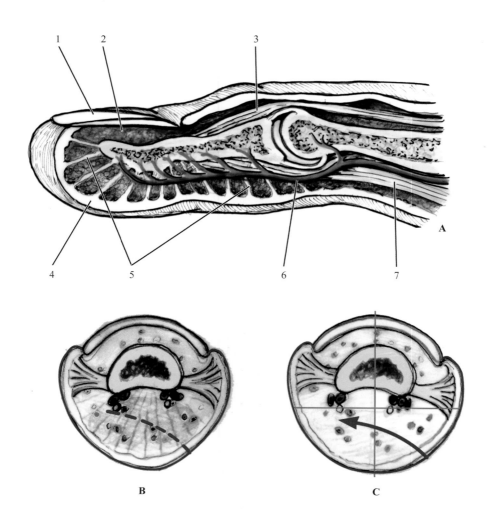

图 1-1-31　指端解剖

A：1. 指甲；2. 甲床；3. 指伸肌腱；4. 浅筋膜；5. 纤维隔；6. 指掌侧固有动脉；7. 指屈肌腱。
B．切断纤维隔；C．切开方向。

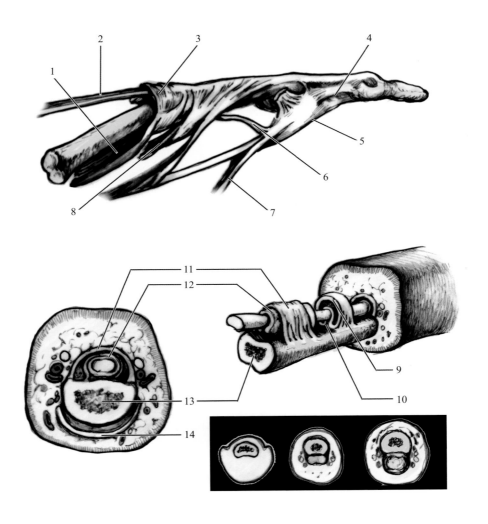

图 1-1-32　手指屈肌腱及腱鞘

1．骨间肌；2．指伸肌腱；3．指背腱膜；4．腱系膜；5．指深屈肌腱；6．腱纽；7．指浅屈肌腱；8．蚓状肌；9．腱滑膜鞘壁层；10．腱系膜；11．腱纤维鞘；12．指屈肌腱滑膜鞘；13．指骨；14．指背腱膜。

足的临床局部解剖

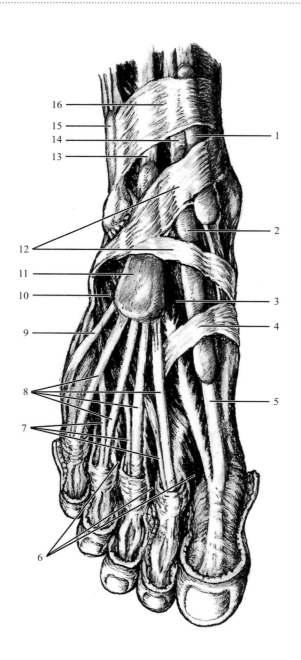

图 1-2-1　踝前区及足背

1. 胫骨前肌；2. 鉧长伸肌腱腱鞘；3. 鉧短伸肌；4. 伸肌下支持带（下束）；5. 鉧长伸肌腱；6. 骨间背侧肌；7. 趾短伸肌；8. 趾长伸肌腱；9. 第三腓骨肌；10. 趾短伸肌；11. 趾长伸肌腱；12. 伸肌下支持带；13. 趾长伸肌腱鞘；14. 鉧长伸肌；15. 腓骨肌总腱鞘；16. 伸肌上支持带。

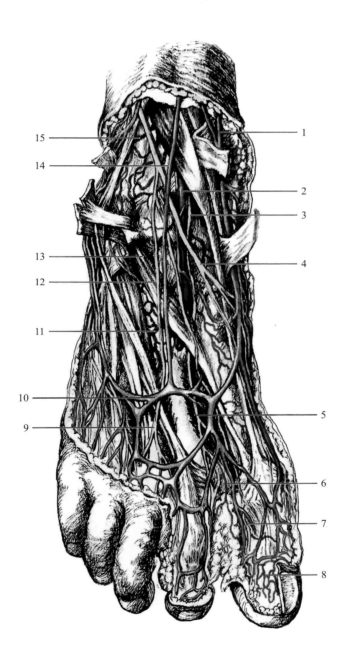

图 1-2-2　足背血管及神经

1．大隐静脉；2．胫前动脉；3．腓深神经；4．足背内侧皮神经；5．趾背神经；6．趾背动脉；7．趾背神经；8．趾背动脉网；9．趾背外侧神经；10．足背静脉弓；11．第二跖背动脉；12．足背中间皮神经；13．趾长伸肌；14．胫前神经；15．腓动脉穿支。

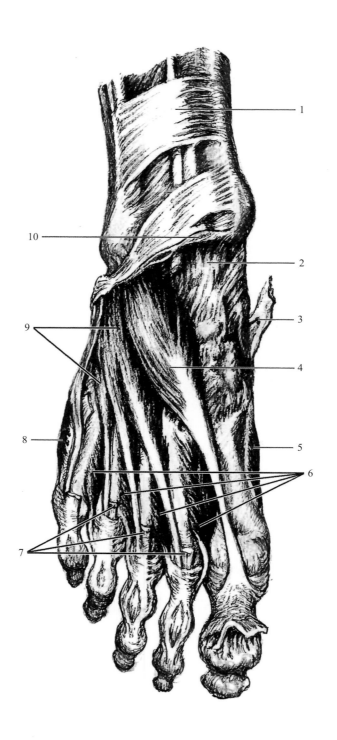

图 1-2-3　足背肌群及支持带

1. 伸肌上支持带；2. 三角韧带胫距前部；3. 伸肌下支持带；4. 踇短伸肌；5. 踇展肌；6. 骨间背侧肌；7. 趾长伸肌；8. 小指展肌；9. 趾短伸肌；10. 伸肌下支持带。

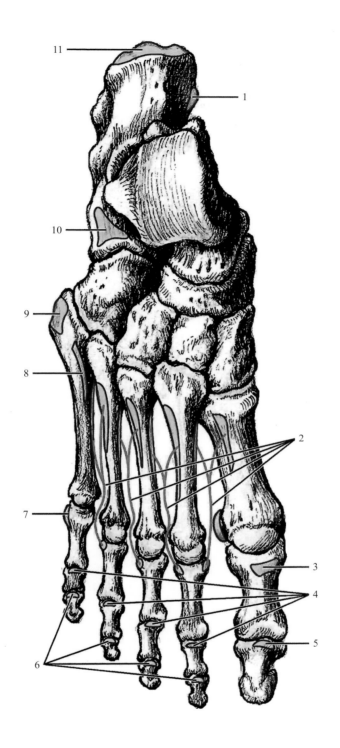

图 1-2-4　足背肌群附着点

1. 跖肌附着点跟骨；2. 骨间背侧肌；3. 姆短伸肌附着点；4. 趾短伸肌腱附着点；5. 姆长伸肌腱附着点；6. 趾长伸肌腱附着点；7. 小趾展肌附着点；8. 第三腓骨肌附着点；9. 腓骨短肌附着点；10. 趾短伸肌附着点；11. 跟腱附着点。

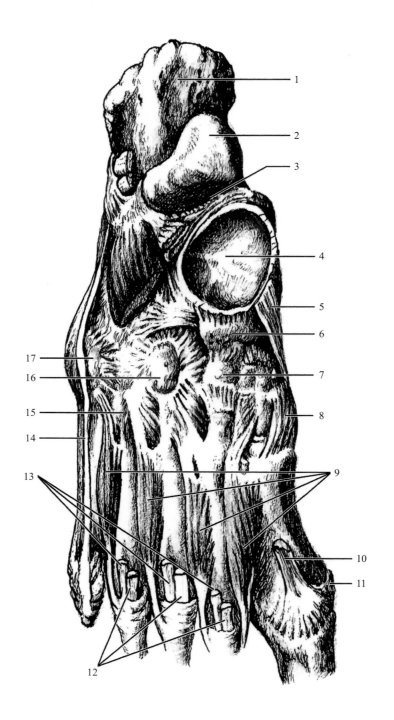

图 1-2-5　足背肌群及相关内容

1．跟骨；2．距骨；3．距舟韧带；4．足舟骨；5．胫骨前肌；6．内侧楔骨；7．中间楔骨；8．跗跖背侧
韧带；9．骨间背侧肌；10．跗短伸肌；11．跗长伸肌；12．趾长伸肌；13．趾短伸肌；14．小趾长伸肌；
15．跗跖背侧韧带；16．外侧楔骨；17．骰骨。

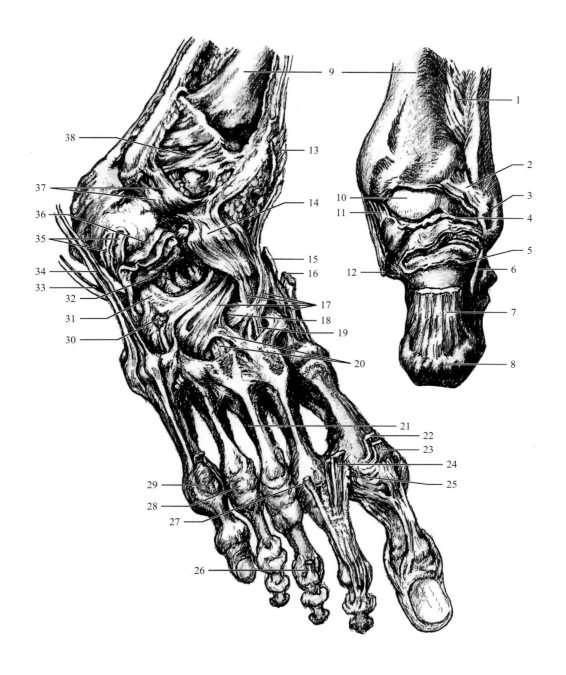

图 1-2-6　足踝部骨结构及相关韧带、肌腱

1. 骨间膜；2. 胫腓后韧带；3. 腓骨；4. 距腓后韧带；5. 距跟后韧带；6. 跟腓韧带；7. 跟腱；
8. 跟骨；9. 胫骨；10. 距骨；11. 踝内侧韧带；12. 距跟内侧韧带；13. 伸肌上支持带；14. 距舟韧带；
15. 伸肌下支持带；16. 胫骨前肌；17. 踝内侧韧带；18. 骰舟背侧韧带；19. 楔舟背侧韧带；20. 跗
跖背侧韧带；21. 骨间背侧肌；22. 跨短伸肌腱；23. 跨长伸肌腱；24. 趾长伸肌腱；25. 趾背腱膜；
26. 趾长伸肌腱；27. 趾短伸肌腱；28. 第四跖骨头；29. 第五跖骨头；30. 骰骨；31. 跟骰背侧韧带；
32. 趾短伸肌；33. 腓骨长肌；34. 腓骨短肌；35. 腓骨肌下支持带；36. 距跟外侧韧带；37. 距腓前
韧带；38. 胫腓前韧带。

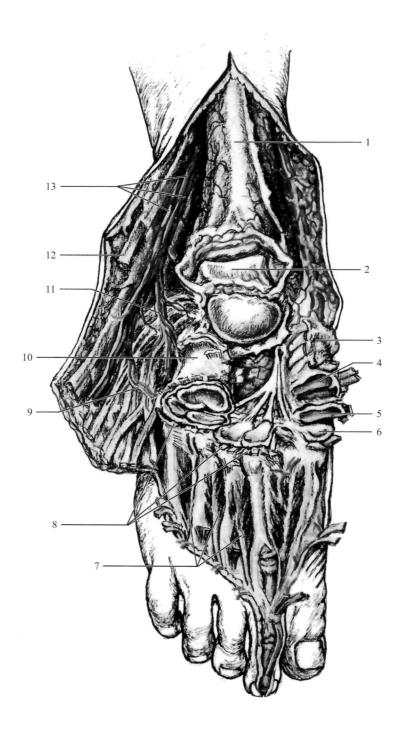

图 1-2-7　足背解剖结构

1. 胫骨；2. 距骨；3. 三角韧带；4. 楔舟背侧韧带；5. 楔间背侧韧带；6. 跗跖关节囊；7. 骨间背侧肌；8. 跗跖背侧韧带；9. 腓肠神经；10. 骰骨；11. 足背动脉；12. 腓骨短肌；13. 胫前动脉、腓深神经、胫前静脉。

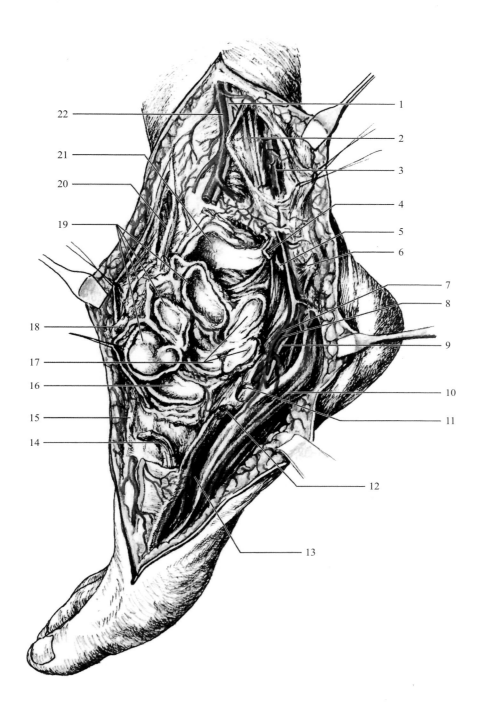

图 1-2-8　足内侧骨结构及神经、肌群、肌腱

1. 隐神经；2. 足背内侧皮神经；3. 胫神经；4. 三角韧带胫距前部；5. 三角韧带胫舟部；6. 屈肌支持带；7. 足底内侧静脉；8. 足底内侧动脉浅支；9. 足底内侧神经；10. 跗展肌；11. 跗长屈肌；12. 跗跖足底韧带；13. 跗短屈肌；14. 跗长伸肌腱；15. 跗短伸肌腱；16. 距骨；17. 足舟骨；18. 跗跖背侧韧带；19. 楔骨；20. 伸肌上支持带；21. 距骨；22. 大隐静脉。

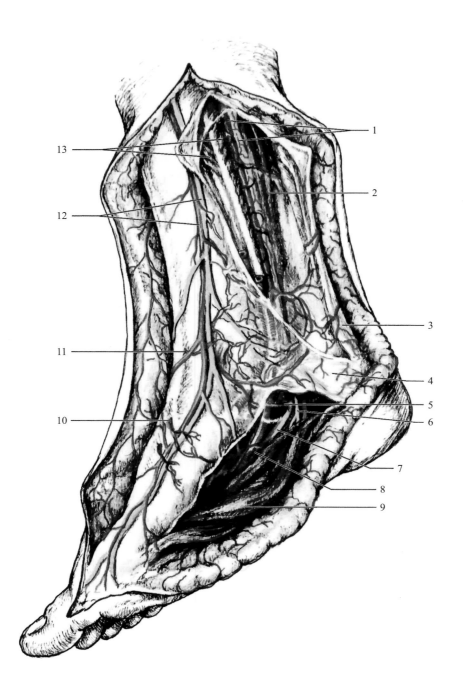

图 1-2-9 足踝部内侧血管、神经及相关结构

1. 胫神经；2. 踇长屈肌；3. 跟腱；4. 屈肌支持带；5. 胫后动脉跟内侧支；6. 胫神经跟内侧支；7. 足底内侧神经；8. 胫后静脉；9. 踇展肌；10. 趾背动脉；11. 第一跖背动脉；12. 隐神经、大隐静脉；13. 胫骨前肌。

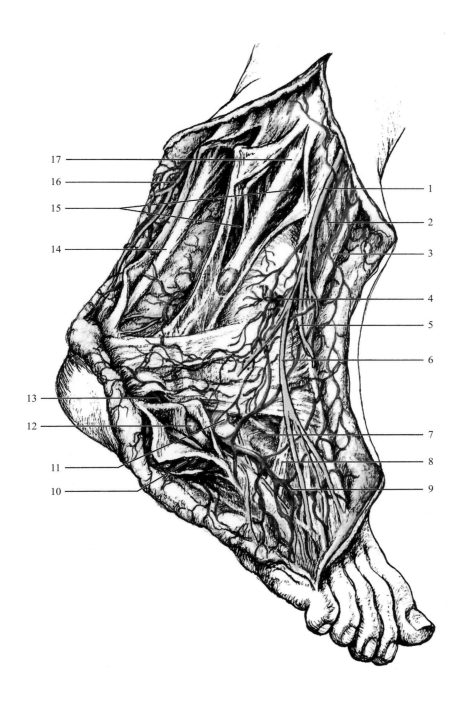

图 1-2-10　足踝部外侧肌群、神经、血管及肌腱

1. 腓浅神经；2. 姆长伸肌；3. 胫骨前肌；4. 外踝前动静脉；5. 足背内侧皮神经；6. 足背中间皮神经；7. 趾短伸肌；8. 趾长伸肌腱；9. 跖背静脉；10. 小趾展肌；11. 跟骰背侧韧带；12. 腓骨短肌腱；13. 腓骨长肌腱；14. 跟腱；15. 腓骨短肌；16. 腓肠神经；17. 腓骨长肌。

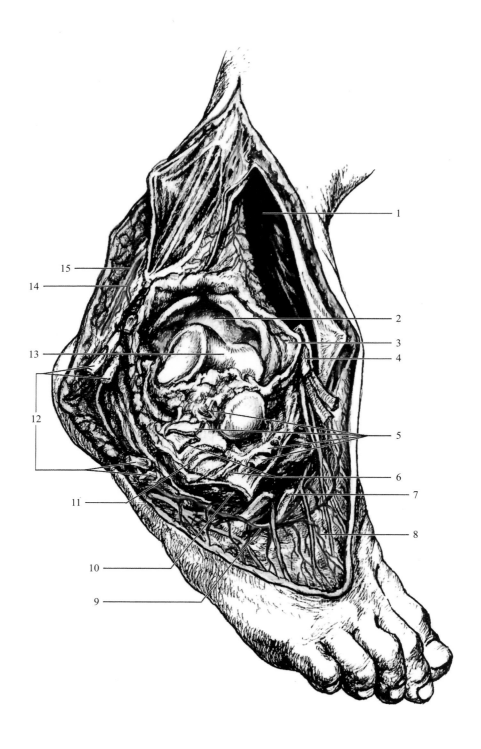

图 1-2-11　踝与足背外侧相关结构

1. 胫骨前肌；2. 距跟舟关节囊；3. 跗内侧动脉；4. 三角韧带；5. 楔间背侧韧带；6. 跗跖背侧韧带；
7. 趾长伸肌腱；8. 跗背静脉；9. 足背静脉弓；10. 骨间背侧肌；11. 跗跖关节囊；12. 腓骨长肌、腓
骨短肌；13. 距骨；14. 小隐静脉；15. 腓肠神经。

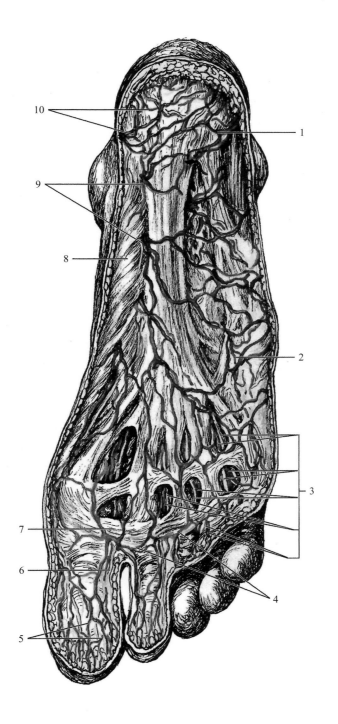

图 1-2-12 足底浅层血管、神经及相关结构

1. 浅静脉；2. 足底外侧动脉的跖足底动脉；3. 足底总神经和动静脉；4. 足底皮静脉弓；5. 趾足底固有动脉和趾足底静脉；6. 趾足底固有神经；7. 跖浅横韧带；8. 踇短屈肌；9. 足底内侧动脉和神经的皮支；10. 胫后动脉跟内侧支。

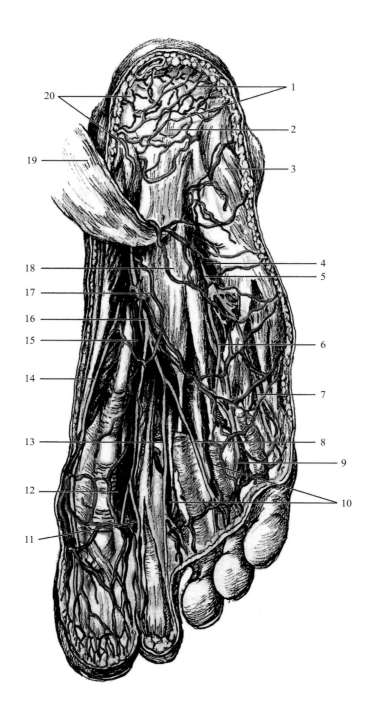

图 1-2-13　足底血管、神经及相关结构

1. 浅静脉；2. 足底腱膜；3. 小趾展肌；4. 足底外侧动脉；5. 足底外侧神经；6. 足底外侧神经深支；7. 趾足底外侧固有神经；8. 趾足底总神经；9. 趾足底固有神经；10. 跖足底动脉；11. 趾足底固有神经；12. 𝑏短伸肌；13. 趾足底总神经；14. 趾足底内侧固有神经；15. 足底内侧动脉；16. 足底内侧神经；17. 足底内侧静脉；18. 趾短屈肌；19. 足底腱膜；20. 胫神经的跟内侧支。

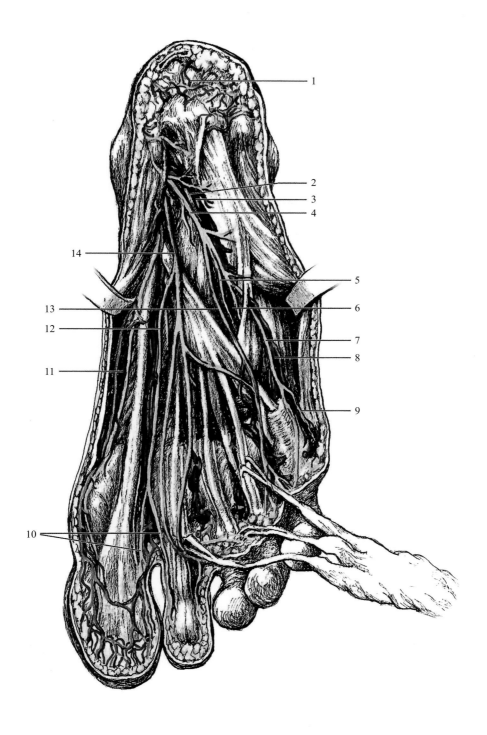

图 1-2-14 足底血管及神经

1. 跟内侧动脉；2. 足底外侧静脉；3. 足底外侧动脉；4. 足底外侧神经；5. 趾足底总神经；6. 小趾短屈肌；7. 趾足底外侧固有神经；8. 足底外侧动脉；9. 趾足底外侧固有神经；10. 趾足底固有神经；11. 足底内侧动静脉；12. 趾足底内侧神经；13. 趾足底总神经；14. 足底内侧神经。

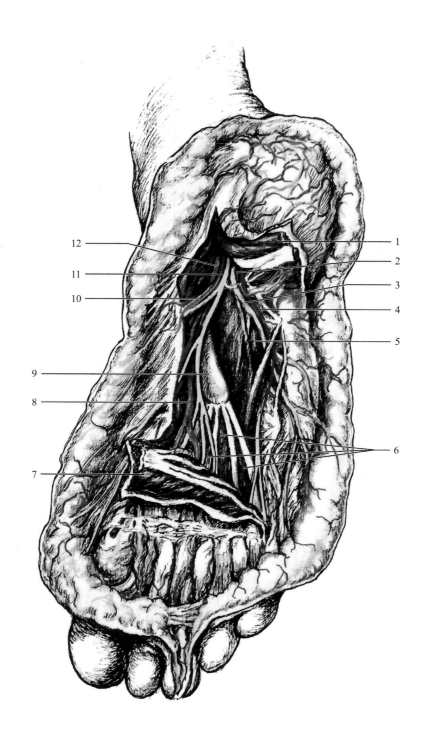

图 1-2-15　足底血管、神经及肌群

1. 趾短屈肌；2. 足底外侧静脉；3. 足底外侧神经；4. 足底外侧动脉；5. 足底方肌；6. 蚓状肌；7. 跗收肌；8. 足底内侧动脉浅支；9. 趾长屈肌；10. 足底内侧动脉深支；11. 足底内侧神经；12. 足底内侧静脉。

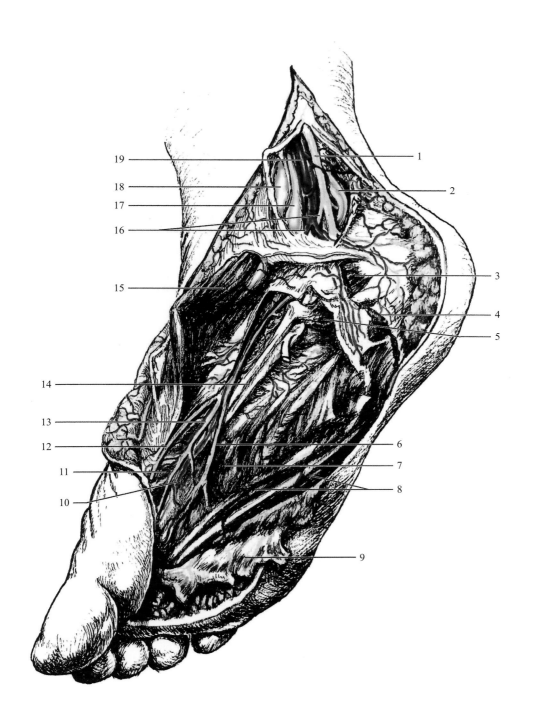

图 1-2-16 踝后区内侧面及足底

1. 胫神经；2. 姆长屈肌腱鞘；3. 姆短展肌；4. 趾短屈肌；5. 足底方肌；6. 趾足底总神经；7. 蚓状肌；8. 趾长屈肌；9. 足底腱膜；10. 足底内侧动脉；11. 足底内侧静脉；12. 趾足底内侧固有神经；13. 趾足底总神经；14. 姆长屈肌；15. 姆展肌；16. 足底内侧动脉和神经；17. 趾长屈肌腱；18. 胫骨后肌腱；19. 胫后动脉。

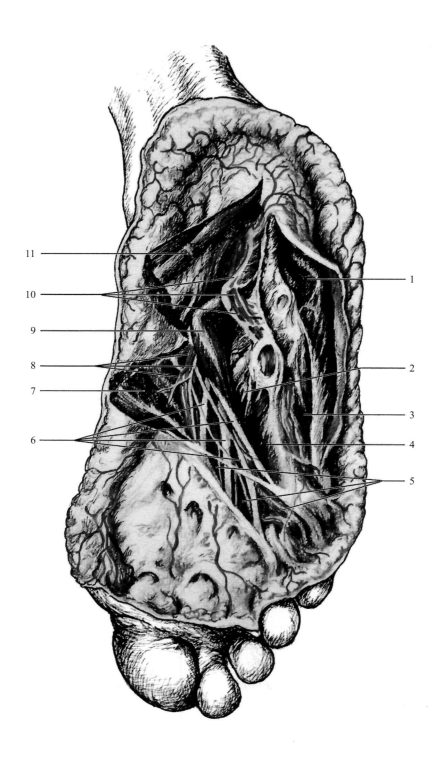

图 1-2-17　足底血管、神经及相关肌群

1．小趾展肌；2．踇收肌；3．小趾短屈肌；4．足底方肌；5．蚓状肌；6．趾短屈肌；7．踇展肌；8．足底内侧动脉、神经、静脉；9．趾长屈肌；10．足底外侧动脉、神经、静脉；11．踇展肌。

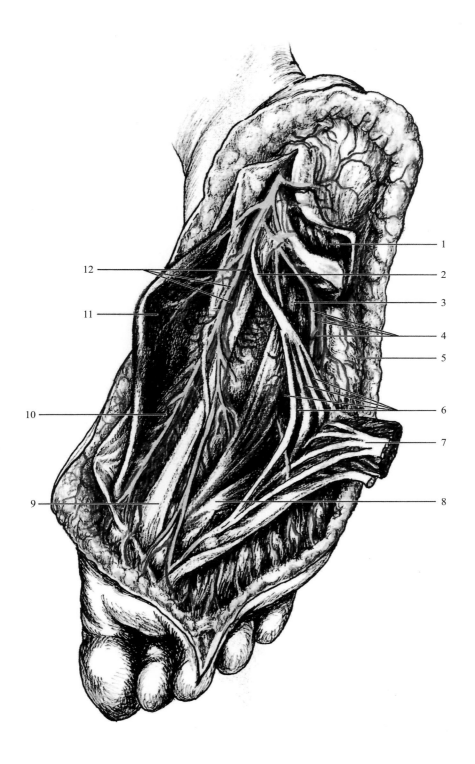

图 1-2-18　足底肌群及血管

1．趾短屈肌；2．趾长屈肌；3．足底方肌；4．足底外侧动脉、神经、静脉；5．小趾展肌；6．趾长屈肌腱；7．趾短屈肌腱；8．跗收肌；9．跗长屈肌；10．跗短屈肌；11．跗展肌；12．足底内侧动脉、神经、静脉。

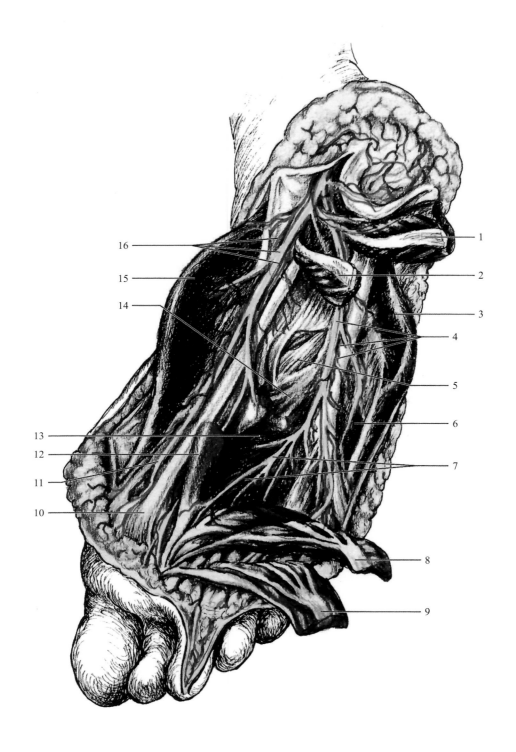

图 1-2-19 足底肌群及神经

1. 趾短屈肌腱；2. 趾短屈肌；3. 小趾展肌；4. 足底外侧动脉、神经、静脉；5. 骨间足底肌；6. 小趾短屈肌；7. 趾足底总神经；8. 趾长屈肌腱；9. 趾短屈肌腱；10. 鉧长屈肌腱；11. 趾足底固有神经；12. 鉧短屈肌外侧头；13. 鉧收肌；14. 跖方肌；15. 鉧展肌；16. 足底内侧动脉、神经、静脉。

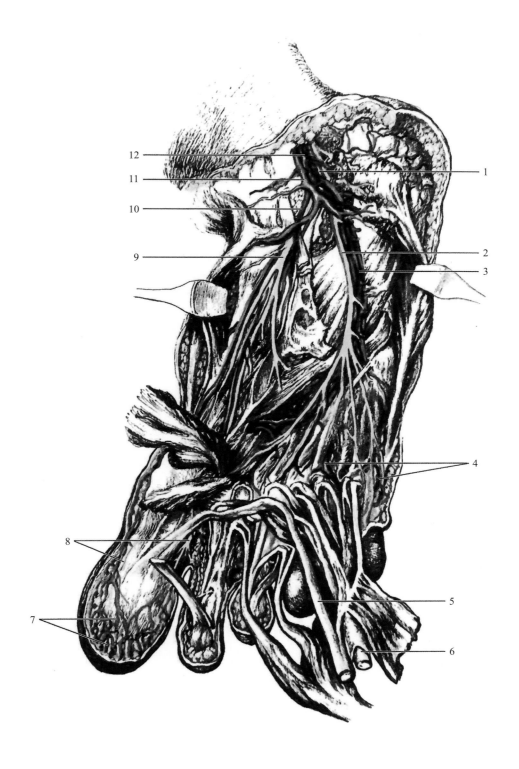

图 1-2-20　足底血管、神经及肌腱

1．胫神经；2．足底外侧神经；3．足底外侧动脉；4．足底动脉；5．趾短屈肌腱；6．趾长屈肌腱；
7．足底固有动脉和静脉；8．趾足底固有神经；9．足底内侧神经；10．足底内侧动脉；11．胫后静脉；
12．胫后动脉。

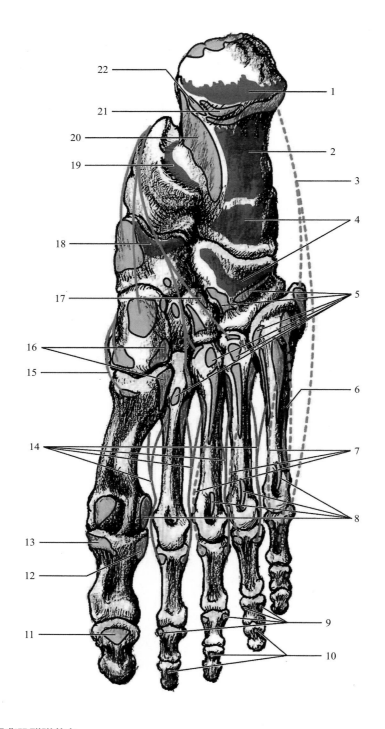

图 1-2-21　足背肌群附着点

1. 小趾展肌附着点；2. 足底长韧带附着点；3. 小趾展肌走行；4. 跟骰足底韧带附着点；5. 跗收肌斜头附着点；6. 小趾短屈肌附着点；7. 骨间足底肌走行；8. 跗收肌横头附着点；9. 趾短屈肌附着点；10. 趾长屈肌附着点；11. 跗长屈肌附着点；12. 跗收肌和跗短屈肌附着点；13. 跗展肌和跗短屈肌附着点；14. 骨间背侧肌走行；15. 胫前肌；16. 腓骨长肌附着点；17. 跗短屈肌附着点；18. 足底跟舟韧带附着点；19. 胫后肌附着点；20. 跖方肌附着点；21. 趾短屈肌附着点；22. 跗展肌附着点。

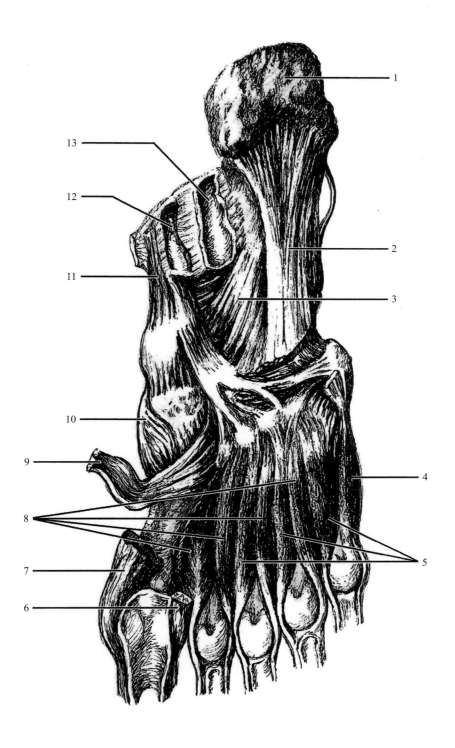

图 1-2-22　足底解剖结构

1．跟骨；2．足底长韧带；3．跟骰足底韧带；4．小趾短屈肌；5．骨间足底肌；6．踇收肌和踇短屈肌
外侧头的止点；7．踇展肌和踇短屈肌内侧头的止点；8．骨间背侧肌；9．腓骨长肌腱；10．胫骨前肌
腱；11．胫骨后肌腱；12．趾长屈肌腱鞘；13．踇长屈肌腱鞘。

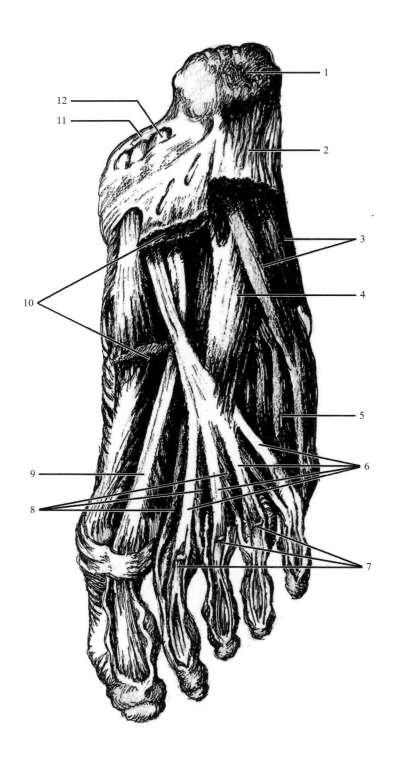

图 1-2-23 足底肌群、肌腱及相关内容

1. 跟骨结节；2. 足底腱膜；3. 小趾展肌；4. 足底方肌；5. 小趾短屈肌；6. 趾长屈肌腱；7. 趾短屈
肌腱；8. 蚓状肌；9. 跛长屈肌腱；10. 趾短屈肌；11. 屈肌支持带；12. 跛长屈肌腱。

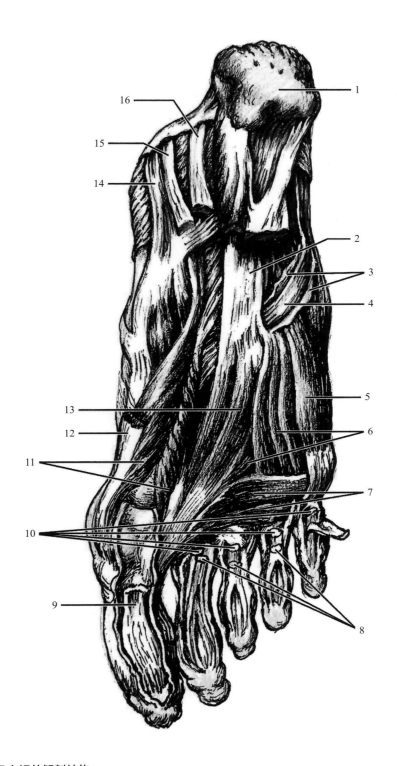

图 1-2-24 足底相关解剖结构

1．跟骨；2．足底长韧带；3．腓骨长肌腱纤维鞘；4．腓骨长肌腱；5．小趾短屈肌；6．骨间足底肌；

7．𧿹收肌横头；8．趾短屈肌腱；9．𧿹长屈肌腱；10．趾长屈肌腱；11．𧿹短屈肌内侧头和外侧头；

12．𧿹展肌腱；13．𧿹收肌斜头；14．胫骨后肌腱；15．趾长屈肌腱；16．𧿹长屈肌腱。

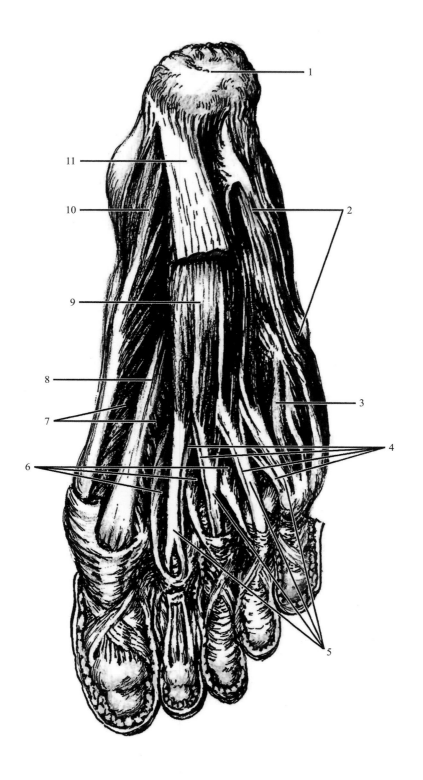

图 1-2-25 足底肌群、肌腱及相关结构

1. 跟骨结节；2. 小趾展肌；3. 小趾短屈肌；4. 趾足底总神经和动脉；5. 趾长屈肌腱；6. 蚓状肌；

7. 踇短屈肌内侧头和外侧头；8. 踇长屈肌腱；9. 足底方肌；10. 胫骨后肌腱；11. 趾短屈肌。

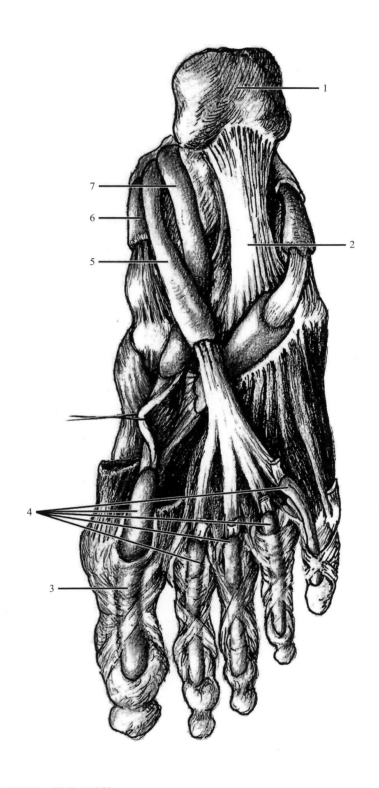

图 1-2-26　足底韧带、鞘膜及腱鞘

1. 跟骨结节；2. 足底长韧带；3. 纤维鞘膜；4. 趾短屈肌腱鞘；5. 趾长屈肌腱鞘；6. 胫骨后肌腱鞘；

7. 踇长屈肌腱鞘。

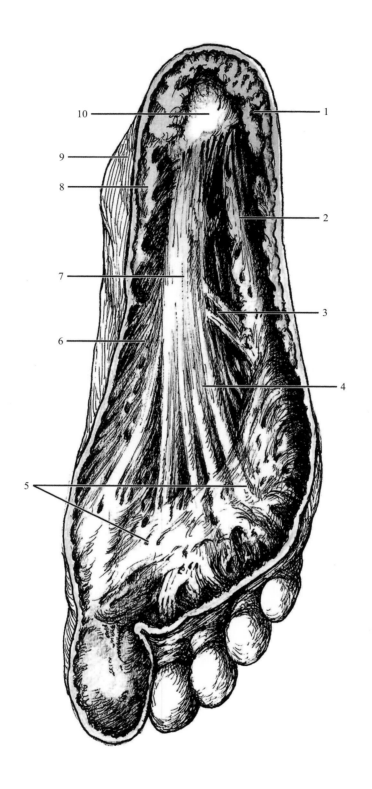

图 1-2-27 足底解剖结构

1. 附在跟骨结节上的脂肪垫；2. 足底腱膜的外侧束；3. 足底外侧动脉和神经的皮支；4. 足底腱膜趾束；5. 横束；6. 足底内侧动脉和神经的皮支；7. 足底腱膜；8. 足底脂肪；9. 皮肤；10. 跟骨结节。

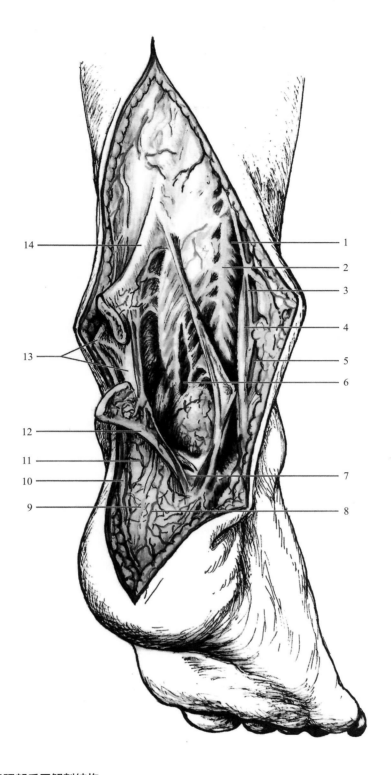

图 1-2-28　足踝部后区解剖结构

1．腓骨短肌；2．腓骨短肌腱膜；3．腓肠外侧皮神经；4．腓骨长肌腱；5．小隐静脉；6．踇长屈肌；
7．跟腱；8．腓肠内侧动脉；9．内侧神经；10．胫神经；11．胫后静脉；12．跟腱；13．胫骨后肌；
14．比目鱼肌。

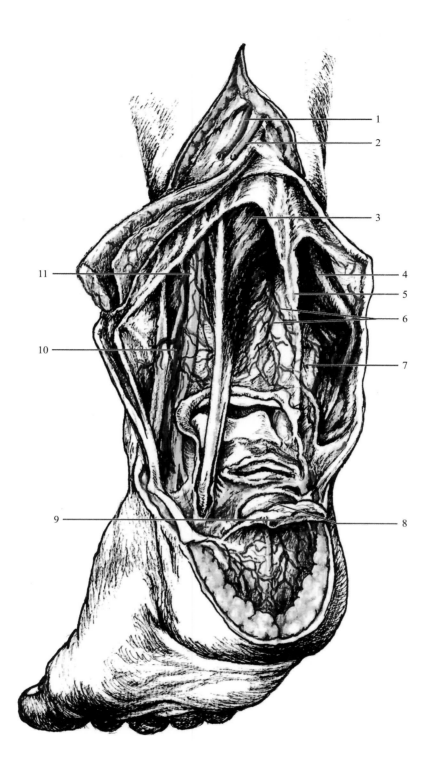

图 1-2-29　足踝部后区神经、血管及相关结构

1. 小隐静脉；2. 腓肠神经；3. 腓肠肌内侧头；4. 腓肠肌外侧头；5. 腓肠肌腱膜；6. 胫后动脉交通支；7. 胫后静脉交通支；8. 跟骨；9. 跟腱；10. 胫后动脉；11. 胫神经。

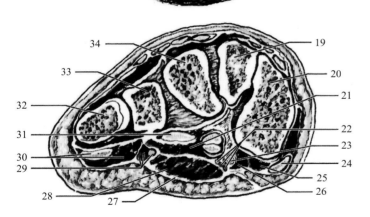

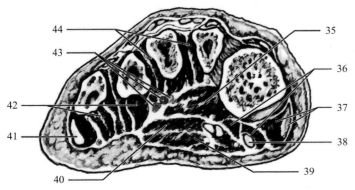

图 1-2-30 足部冠状面解剖结构

1. 踇长伸肌腱；2. 足背动脉、静脉和腓深神经；3. 距骨；4. 胫后肌腱；5. 载距突；6. 趾长屈肌腱；7. 足底外侧动脉和神经；8. 踇长屈肌腱；9. 踇展肌；10. 足底方肌；11. 趾短屈肌；12. 小趾展肌；13. 腓骨长肌腱；14. 跟骨；15. 腓骨短肌腱；16. 趾短伸肌；17. 距跟骨间韧带；18. 趾长伸肌腱；19. 第二跖骨；20. 内侧楔骨；21. 足底方肌；22. 足底内侧动脉、静脉和神经；23. 趾长屈肌腱；24. 踇展肌腱；25. 踇展肌；26. 踇短伸肌外侧头；27. 足底腱膜；28. 趾短屈肌；29. 足底外侧动脉、静脉和神经；30. 小趾展肌；31. 踇收肌斜头；32. 第五跖骨；33. 第四跖骨；34. 第三跖骨；35. 踇收肌斜头；36. 踇短屈肌；37. 踇展肌；38. 踇长屈肌腱；39. 趾短屈肌；40. 足底方肌；41. 小趾展肌；42. 骨间足底肌；43. 跖足底总神经和动静脉；44. 骨间背侧肌。

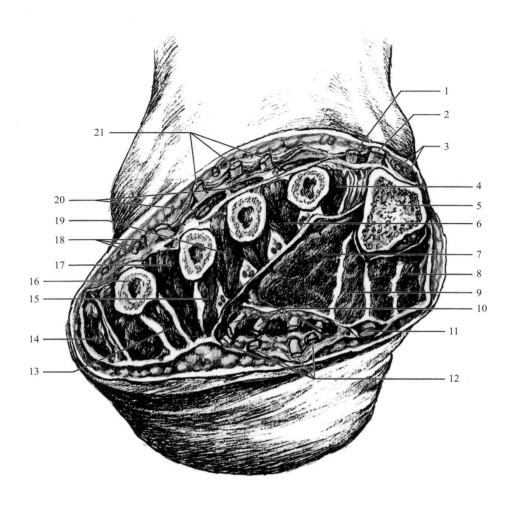

图 1-2-31 足部冠状切面解剖结构

1. 踇短伸肌；2. 踇长伸肌；3. 腓深神经和足背动静脉；4. 骨间背侧肌；5. 内楔状骨；6. 骨间足底肌；7. 踇收肌斜头；8. 踇短屈肌内侧头；9. 踇短屈肌外侧头；10. 趾长屈肌腱；11. 踇长屈肌腱；12. 趾短屈肌腱；13. 小趾短屈肌；14. 小趾展肌；15. 蚓状肌；16. 第五跖骨；17. 骨间背侧肌；18. 足背外侧皮神经、跖背动脉和静脉；19. 骨间足底肌；20. 趾短伸肌；21. 趾长伸肌腱。

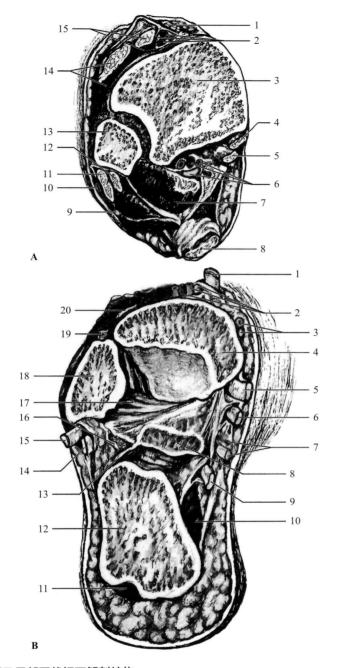

图 1-2-32　踝区及足部冠状切面解剖结构

A: 1. 胫骨前肌腱; 2. 胫前静脉、动脉和腓浅神经; 3. 胫骨; 4. 胫骨后肌腱; 5. 趾长屈肌腱; 6. 胫后动脉、静脉和胫神经; 7. 姆长屈肌; 8. 跟腱; 9. 腓肠神经; 10. 小隐静脉; 11. 腓骨长肌腱; 12. 腓骨短肌腱; 13. 腓骨; 14. 趾长伸肌腱; 15. 姆长伸肌腱。B: 1. 胫骨前肌腱; 2. 足背静脉、动脉和腓浅神经; 3. 大隐静脉和隐神经; 4. 胫骨; 5. 胫骨后肌腱; 6. 趾长屈肌腱; 7. 胫后动脉和神经; 8. 距骨; 9. 姆长屈肌腱; 10. 姆展肌; 11. 跟腱(腱下)囊; 12. 跟骨; 13. 跟距外侧韧带; 14. 腓骨长肌腱; 15. 腓骨短肌腱; 16. 跟腓韧带; 17. 胫腓后韧带; 18. 腓骨; 19. 下胫腓前韧带; 20. 趾长伸肌腱。

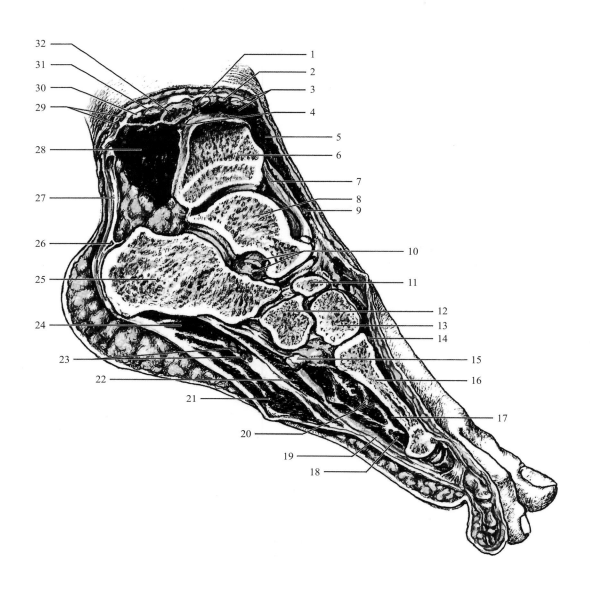

图 1-2-33　踝部及足部矢状切面解剖结构

1. 胫前动脉；2. 腓深神经；3. 趾长伸肌及其肌腱；4. 腓动脉；5. 蹞长伸肌；6. 胫骨；7. 胫骨前肌腱；8. 距骨；9. 足背动脉；10. 距跟骨间韧带；11. 足舟骨；12. 骰骨；13. 中间楔骨；14. 弓状动脉；15. 腓骨长肌腱；16. 跖骨；17. 骨间足底肌；18. 蹞收肌横头；19. 趾长屈肌腱；20. 跖足底动脉和总神经；21. 趾短屈肌；22. 足底方肌；23. 足底外侧动脉和神经；24. 小趾收肌；25. 跟骨；26. 跟腱（腱下）囊；27. 跟腱；28. 蹞长屈肌；29. 腓动脉和腓肠神经；30. 腓骨短肌腱；31. 腓骨长肌腱；32. 腓骨。

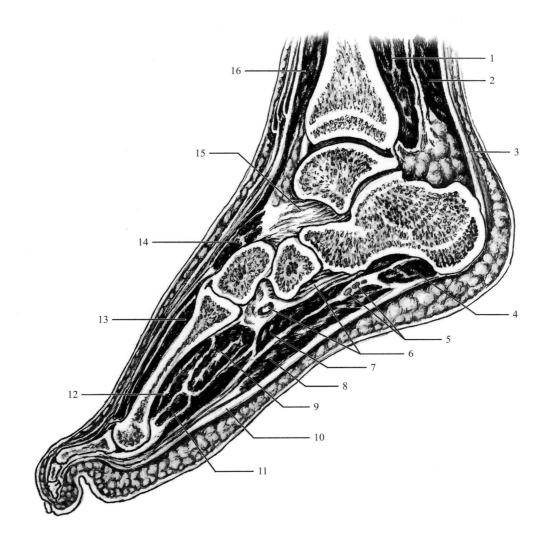

图 1-2-34　踝部及足部矢状切面解剖结构

1. 跨长屈肌；2. 比目鱼肌；3. 跟腱；4. 趾短屈肌；5. 足底外侧神经和动脉、静脉；6. 跟舟足底韧带；7. 蚓状肌；8. 足底方肌；9. 跨收肌斜头；10. 足底筋膜；11. 骨间足底肌；12. 骨间背侧肌；13. 趾长伸肌；14. 趾短伸肌；15. 距舟背侧韧带；16. 趾长伸肌。

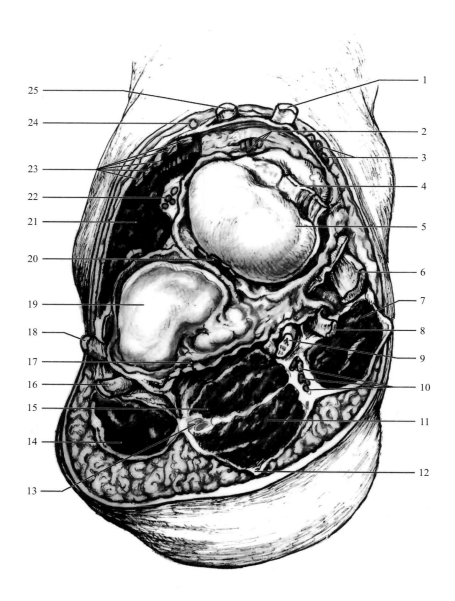

图 1-2-35　足部冠状切面解剖结构

1. 胫骨前肌腱；2. 足背动静脉和腓深神经内侧支；3. 跗内侧动静脉、内侧缘静脉和隐神经；4. 楔舟背侧韧带；5. 足舟骨；6. 胫骨后肌腱；7. 跗展肌腱；8. 趾长屈肌腱；9. 跗长屈肌腱；10. 足底内侧动静脉和神经；11. 趾短屈肌；12. 足底腱膜；13. 足底外侧动静脉和神经；14. 小趾展肌；15. 足底方肌；16. 腓骨长肌腱；17. 足底长韧带；18. 腓骨短肌腱；19. 骰骨；20. 骰舟足底韧带；21. 趾短伸肌；22. 跗外侧动静脉；23. 趾长伸肌腱；24. 足背内侧皮神经；25. 跗长伸肌腱。

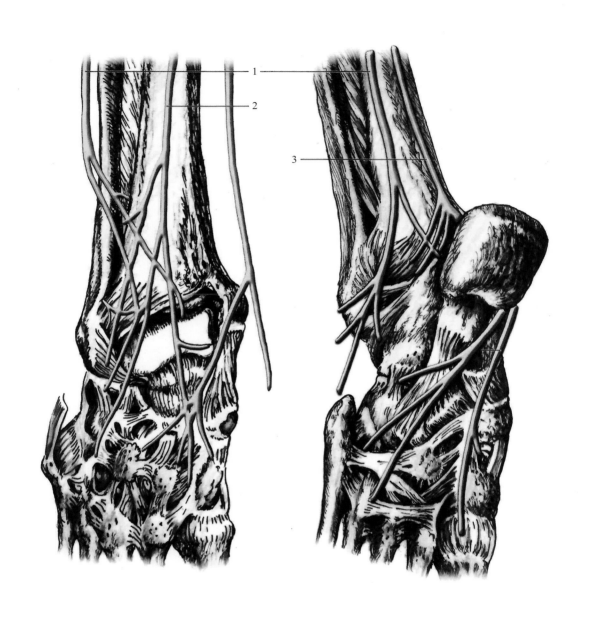

图 1-2-36 腓浅、腓深神经及腓肠神经

1. 腓浅神经; 2. 腓深神经; 3. 腓肠神经。

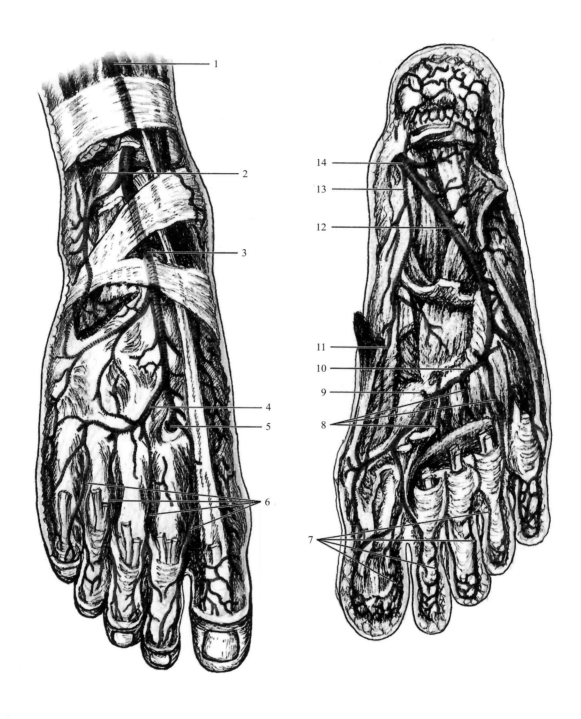

图 1-2-37 踝部及足部动脉

1．胫前动脉；2．腓动脉穿支；3．足背动脉；4．弓状动脉；5．足底深支；6．跖背动脉；7．趾足底固
有动脉；8．跖足底动脉；9．足底深弓的后穿支；10．足底深弓；11．足底内侧动脉的深支；12．足底
外侧动脉；13．足底内侧动脉；14．胫后动脉。

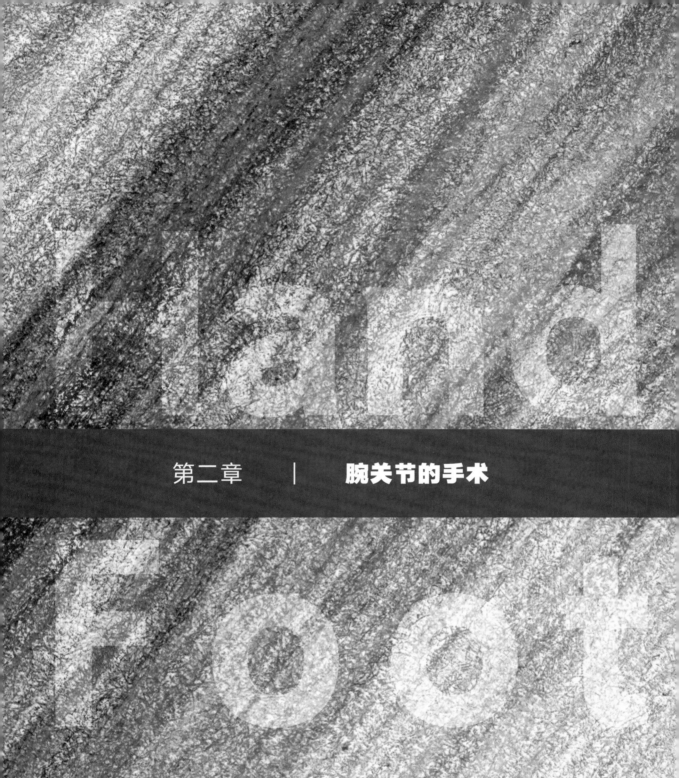

第二章 | **腕关节的手术**

第一节

腕部切割伤修复术

【指征】

　　腕掌侧锐器伤及皮肤、皮下组织、神经、血管、肌腱及骨骼等损伤时。

【术前准备】

　　1. 详细询问病史，了解损伤情况，估计损伤程度和损伤内容。

　　2. 认真检查手的形态、运动、感觉及血运状态。

　　3. 准备显微外科器械或手术显微镜等。

【麻醉】

　　采用臂丛阻滞麻醉或全麻。

【体位】

　　仰卧，患肢置于侧台上。于上臂扎气囊止血带。

【手术步骤】

　　1. 刷洗，冲洗创口周围皮肤，切除无生机的组织和异物。彻底清创后，设计手术切口，切口需大于创口，以便充分显露损伤的组织（图 2-1-1）。

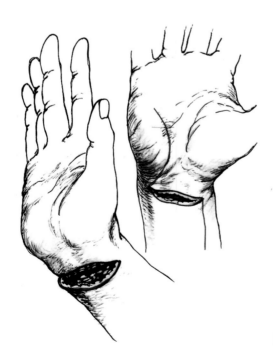

图 2-1-1　腕部手术切口

2. 沿扩大切口画线切开皮肤、皮下组织及筋膜，充分显露深层损伤的组织，如肌腱、神经和血管，可用细丝线牵引其断端，一一对好等待修复（图 2-1-2）。

3. 肌腱的断裂常是多发的，有时 12 条屈肌腱全部被切断，也可伤及其中一部分肌腱。这些肌腱在同一平面，同一地区全部吻合，势必粘连成一团，而影响功能恢复。因此，可切除不太重要的肌腱，吻合 4 条指深屈肌腱和 1 条拇长屈肌腱（图 2-1-3）。

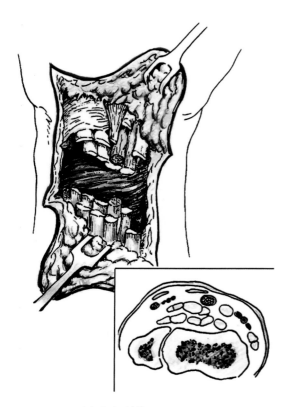

图 2-1-2　腕部组织结构

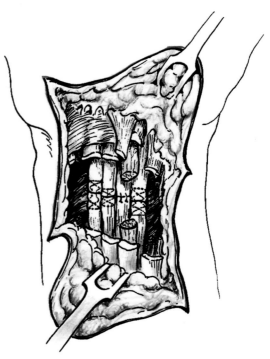

图 2-1-3　肌腱吻合示意图

4. 依次吻合桡动脉和尺动脉，以保证手的充足血供，为手功能恢复创造有利条件。然后，将正中神经和尺神经进行一期吻合（图 2-1-4）。最后缝合腕屈肌腱，放松止血带，仔细止血，闭合伤口，加压包扎，用前臂背侧石膏托将腕固定于屈曲位（图 2-1-5）。

【术后处理】

术后抬高患肢，观察末梢血运。2 周拆线，3~4 周后拆除石膏托，积极进行手功能锻炼。

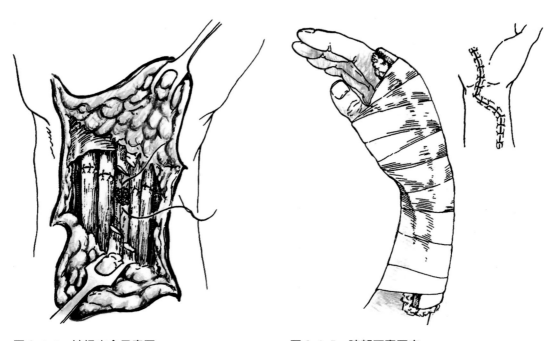

图 2-1-4 神经吻合示意图　　　　　　图 2-1-5 腕部石膏固定

第二节

桡骨下端截骨术

【指征】

桡骨下端柯莱斯（Colles）骨折畸形愈合，关节面向背侧倾斜及桡骨短缩显著者。

【术前准备】

1. 摄腕部 X 线片检查，了解骨折畸形愈合情况及下尺桡关节的病理变化。
2. 根据桡骨的关节面的倾斜角度，决定截骨矫形的角度数，最后达到正常形态（图 2-2-1）。

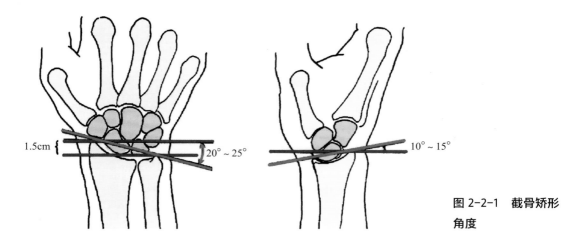

图 2-2-1 截骨矫形
角度

【麻醉】

采用臂丛阻滞麻醉。

【体位】

仰卧，患肢置于侧台上。于上臂扎气囊止血带。

【手术步骤】

1. 骨折畸形愈合以桡偏为主者，于桡骨下端截骨，嵌入楔形骨块矫正畸形。

（1）沿桡骨下端桡侧，自桡骨茎突远端 1.0cm，向近端做长约 5cm 纵行切口。在肱桡肌腱及拇外展肌与拇长、短伸肌腱之间隙进入，纵行切开骨膜拇长伸肌腱，做骨膜下剥离，显露桡骨下端，确定截骨平面（图 2-2-2A）。

（2）于畸形愈合处或距桡骨关节面约 2cm 处横行截断桡骨，保留尺侧及部分掌侧骨膜和皮质骨，将骨刀由背侧、桡侧插入截骨线内，徐徐向尺侧及掌侧撬开，使畸形得到过度矫正（图 2-2-2B）。用一止血钳撑开上、下截骨面，并测量出所需植骨块的长、宽及厚度。

（3）为了矫正桡偏畸形，于截骨空隙中嵌入楔形髂骨块，矫正畸形，恢复正常形态（图 2-2-2C）。

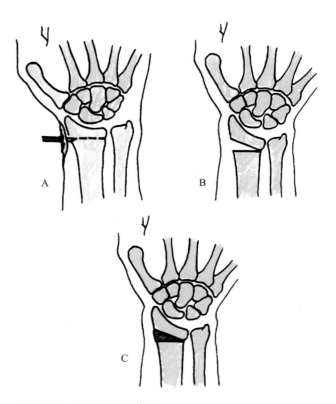

图 2-2-2 截骨矫形示意图

A. 截骨平面示意图；B. 畸形矫正示意图；

C. 髂骨块嵌入图。

2．桡骨短缩畸形为主时，应于桡骨下端截骨，延长后植骨，以达到矫正短缩畸形目的。如此矫正后，可恢复正常或接近正常形态（图 2-2-3）。

（1）对桡骨短缩畸形者，应在畸形愈合处或距桡骨关节面约 2cm 处横行截骨，且完全截断（图 2-2-4A）。

（2）用撑开器牵开截骨两端，使之矫正短缩畸形（图 2-2-4B）。

（3）取自体髂骨块，修造成梯形后嵌入截骨两端空隙中，矫正短缩畸形，恢复正常形态（图 2-2-4C）。

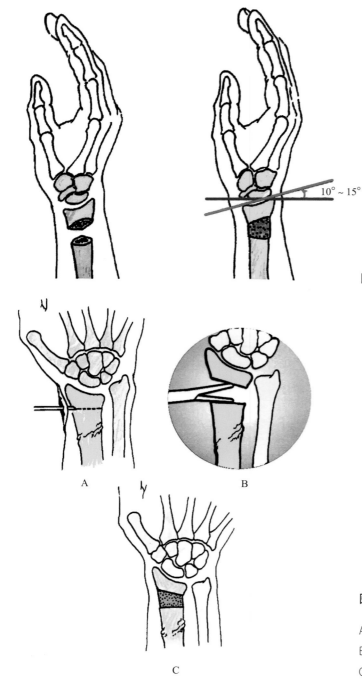

图 2-2-3　桡骨短缩畸形矫正图

图 2-2-4　桡骨短缩畸形矫正示意图

A．桡骨短缩畸形截骨位置；

B．短缩畸形矫正示意图；

C．自体髂骨块嵌入。

3. 放松止血带，仔细止血，缝合切口。用短臂石膏固定于轻度掌屈，尺偏位（图 2-2-5）。

【术后处理】

术后抬高患肢，尽早开始肩、肘及手部活动。2 周拆线并摄 X 线片检查，如桡骨下端矫正不满意时，应进行手法矫正。6～8 周去掉石膏外固定。更换小夹板保护，进行腕关节功能练习，并辅以理疗。

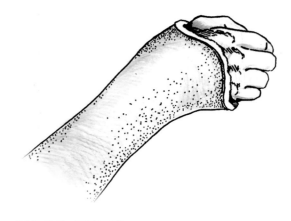

图 2-2-5　石膏固定

【讨论】

1. 腕部骨折经过一段时间固定后，尤其是在老年人中，可并发创伤后骨萎缩（Sudeck atrophy）。表现为软组织水肿、痛觉过敏和活动痛。后期皮肤呈紫红色，发凉，多汗。甚至造成手及腕关节强直；X 线片显示斑点状脱钙和普遍的骨质疏松。因此，术前必须进行积极的功能练习、理疗等。上述症状改善或基本消失后，方可手术。

2. 对较少见情况的处理

（1）关节面损伤严重的，产生腕关节或下尺桡关节创伤性关节炎者，可行腕关节融合术。

（2）出现屈指受限，或正中神经受压时，应行腕管切开减压术。

（3）当拇长伸肌严重受损，或被骨痂包埋，或拇长伸肌腱自发断裂时，可考虑将示指固有伸肌腱移位替代拇长伸肌腱。

3. 尺神经背支于腕上 3cm 处绕向背侧，供应背侧一个半手指感觉，手术时应细心保留。

第三节

腕舟骨骨折内固定术

【指征】

陈旧性腕舟骨骨折不愈合，但无尺侧骨折段缺血性坏死和骨性关节炎，腕桡偏位着地后舟状骨被桡骨背侧缘挤压后骨折者（图 2-3-1）。

【术前准备】

除一般准备外，需摄腕舟骨 X 线片检查，了解骨折及其病理变化情况。

【麻醉】

采用局麻或臂丛阻滞麻醉。

【体位】

仰卧，患肢置于侧台上。于上臂扎气囊止血带。

【手术步骤】

1. 采用腕桡侧切口，即以鼻烟壶为标志做长 2～3cm 横切口。切开皮肤、皮下组织及浅筋膜，保护桡神经浅支及头静脉，继续向深层分离，将拇长伸肌腱牵向背侧，拇短伸肌腱及拇长屈肌腱牵向掌侧，切开腕桡侧副韧带及关节囊，将腕关节向尺侧倾斜，即可显露舟骨骨折部（图 2-3-1）。

2. 将骨折复位后，先以克氏针穿入舟骨结节处，沿舟骨纵轴，贯穿骨折线钻孔，但不要穿通尺侧折断的关节面。再换骨钻，扩大骨洞，预备接纳植骨用（图 2-3-2）。

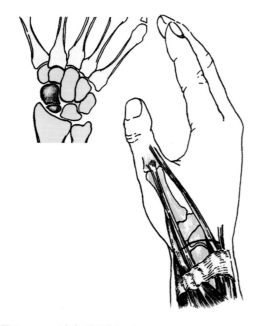

图 2-3-1　腕舟骨骨折及切口

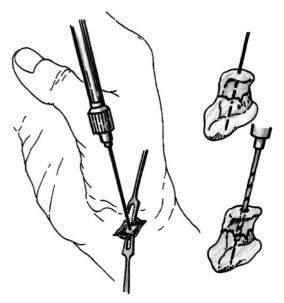

图 2-3-2　骨折复位及固定

3. 取自体髂骨块，并修造成圆柱状，插入骨孔并轻轻钉入舟骨骨洞内，使其牢固地固定两骨折段，截去多余骨块，锉光断端（图 2-3-3）。放松止血带，仔细止血，冲洗创口，缝合切口。用前臂管形石膏将腕关节固定于轻度背伸桡偏位、拇指外展并轻度屈曲位。

【术后处理】

术后抬高患肢，石膏固定 3 个月，经摄 X 线片证实骨折愈合后，去掉石膏外固定，加强腕关节功能练习，并辅以理疗。

【讨论】

1. 新鲜的腕舟骨骨折，其尺侧骨折段小于 1/3 时；或经非手术治疗无效者，可以应用微型加压螺丝钉固定（图 2-3-4）。

2. 陈旧性腕舟骨骨折，迟延愈合、不愈合、合并骨性关节炎，或当腕关节桡偏时，桡骨茎突对骨折段产生剪刀压迫者，可切除桡骨茎突，同时将骨折复位固定（图 2-3-5）。

其方法是显露桡骨茎突后，将腕关节向尺侧倾斜，用锐利骨刀呈接近垂直于桡骨干方向，切除桡骨茎突。切除范围，在桡骨远侧关节面要超过舟骨骨折线，距桡骨茎突 0.8~1.2cm。同时将附着于桡骨茎突上的软组织一并切除，锉光断面。

3. 术中要认清骨折周围解剖关系，术前和术中应先做好标志，摄 X 线片核对，以确定舟骨的位置。

4. 不要过多地剥离软组织，以免影响舟骨的血液循环，也不要刮除骨折间隙内的纤维组织。

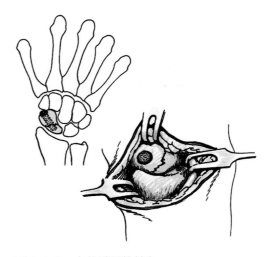

图 2-3-3　自体髂骨块植入

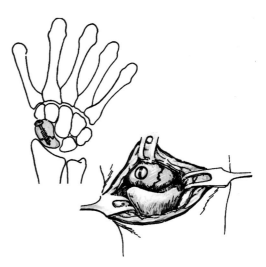

图 2-3-4　螺丝钉固定示意图

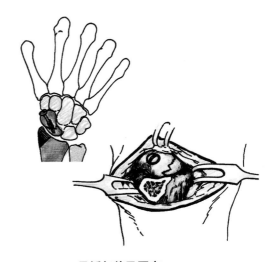

图 2-3-5　骨折复位及固定

第四节

月骨缺血坏死的外科手术

一、月骨缺血坏死血管束植入术

【指征】

早期月骨缺血坏死，X线片显示轻度变形和骨质变化者。本手术有两种途径。

1. 利用桡动脉背侧支和伴行静脉血管束植入法。

2. 利用尺动、静脉掌浅弓的分支植入法。

【麻醉】

采用臂丛阻滞麻醉。

【体位】

仰卧，患肢置于侧台上，于上臂扎气囊止血带。

【手术步骤】

1. 采用腕掌 S 形切口，即自大鱼际基部横过腕横纹向前臂做一长 6～8cm 弧形切口，其远端弯向尺侧（图 2-4-1）。

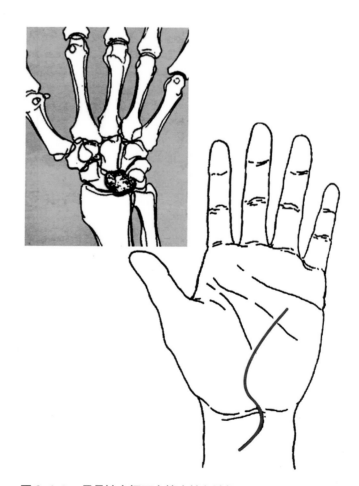

图 2-4-1　月骨缺血坏死血管束植入法切口

2. 切开皮肤、皮下组织和掌腱膜，锐性分离两侧皮瓣，牵开皮瓣，用无创技术解剖，显露血管束和分离伴随血管束的神经，切断尺动、静脉掌浅弓的分支并取出之（图 2-4-2）。注意保留尺动、静脉的深支（图 2-4-3）。

3. 切开屈肌支持带（腕横韧带），用盐水纱布保护腕管内的神经和肌腱，并将其牵向桡侧，显露腕管底及腕骨。根据解剖、术中检查等确定月骨位置，剥离月骨表面软组织，即可显露病变的月骨（图 2-4-4）。

4. 准确地定出月骨位置后，用一适度粗细克氏针，从月骨的掌侧向背侧钻孔，摄 X 线片核对钻孔的位置和方向。当钻孔准确无误时，则更换套管针，将血管束引入月骨骨孔内。

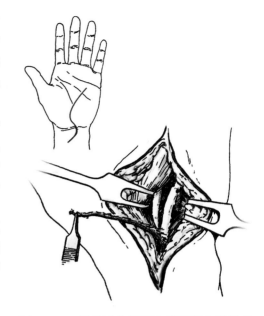

图 2-4-2　月骨缺血坏死血管束植入法手术示意图

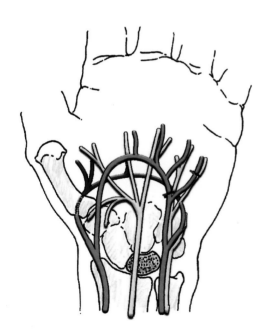

图 2-4-3　尺动静脉深支

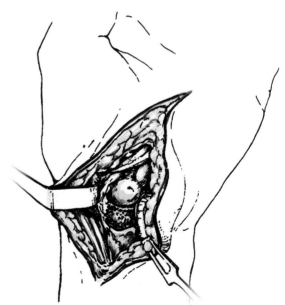

图 2-4-4　显露病变月骨

（1）先用套管针芯，通过月骨骨孔穿到背面；再以套管针插入针芯向相反方面穿至掌面（图 2-4-5A）。

（2）血管束末端用丝线结扎，将线头通过套管针引入月骨背面（图 2-4-5B）。

（3）拔出套管针，血管束引入月骨骨孔内，并固定于腕背侧皮肤表面（图 2-4-5C）。

最后，放松止血带，仔细止血，冲洗创口，复位腕管内诸组织，反复检查血管束无张力。无受压、无扭曲等现象后，缝合屈肌支持带及切口。包扎后用功能位石膏托固定。

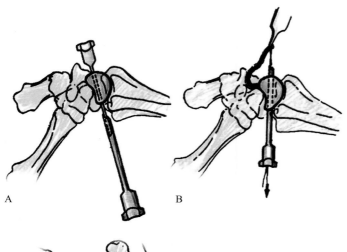

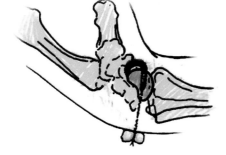

图 2-4-5　血管束引入月骨骨孔示意图

A．月骨钻孔后经月骨孔以套管针插入针芯向反方向穿至掌面；

B．血管束丝线结扎线头经套管针引入月骨背面；

C．血管束引入月骨骨孔内后固定。

【术后处理】

1．术后抬高患肢，2 周去掉石膏托，拆线，更换管形石膏固定 3 个月。

2．每 3 个月摄 X 线片检查 1 次，观察月骨骨质变化，直至恢复正常。

二、月骨摘除术

【指征】

1．新鲜的月骨脱位，切开复位时发现月骨完全游离者。

2．陈旧的月骨脱位或复位后月骨缺血坏死、变形或合并创伤性关节炎者。

【术前准备】

摄 X 线片检查，了解月骨坏死情况及必要的术前定位 X 线片。

【麻醉】

采用臂丛阻滞麻醉。

【体位】

仰卧，患肢置于侧台上。于上臂扎气囊止血带。

【手术步骤】

1. 采用腕掌侧S形切口。切开皮肤、皮下组织和筋膜，继之，切开腕掌侧韧带和屈肌支持带。将掌长肌腱、桡侧腕屈肌腱、正中神经和拇长屈肌腱牵向桡侧，将屈指浅、深肌腱牵向尺侧，切开关节囊，显露坏死的月骨。

2. 小心剥离月骨周围的粘连，切断周围的软组织联系，用带齿钳夹住月骨，摘除月骨（图2-4-6A）。切除前要认清局部关系，切勿切错。必要时术中摄X线片核对确定月骨是否摘除（图2-4-6B）。

放松止血带，仔细止血，冲洗创口，逐层缝合切口，用前臂掌侧石膏托将患肢定于功能位。

【术后处理】

术后抬高患肢，3周后去掉石膏托，开始进行腕关节屈伸功能练习，并辅以理疗。

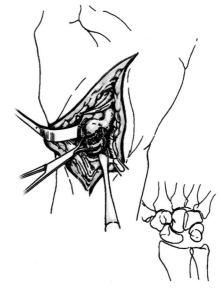

图 2-4-6　月骨摘除示意图

第五节

腕关节融合术

【指征】

1. 成人腕关节全关节结核及其他陈旧的关节病变所致疼痛、畸形和功能障碍，经非手术治疗无效者。

2. 陈旧性腕关节骨折脱位，合并外伤性关节炎，腕关节活动受限、疼痛、影响工作者。

3. 痉挛性、弛缓性瘫痪及缺血性肌挛缩等所致腕手部畸形、功能障碍者。

4. 某些骨肿瘤施行肿瘤段切除者。

【术前准备】

1. 腕关节X线片检查，了解骨与关节病变情况。

2. 如为腕关节结核，术前3周开始应用抗结核药物。

【麻醉】

采用臂丛阻滞麻醉或全麻。

【体位】

仰卧，患肢置于侧台上。于上臂扎气囊止血带。

【手术步骤】

1. 采用腕背侧纵弧形或 S 形切口，长约 8cm。切开皮肤、皮下组织及筋膜，显露腕背侧韧带、伸指总肌腱和拇长伸肌腱，纵行切开腕背侧韧带，分别将桡侧伸腕肌腱和拇长伸肌腱牵向桡侧，伸指总肌腱牵向尺侧，切勿损伤桡神经浅支（图 2-5-1）。

2. 切开关节囊，显露桡骨下端、舟骨、月骨及第三掌骨基底部。先用刮匙彻底清除关节内病理组织、关节囊及韧带，再用小骨刀切除桡腕关节、腕掌关节及腕骨间关节的软骨面（图 2-5-2）。

3. 自桡骨下端背侧距桡腕关节 4cm 处始，向远侧经腕骨至第三掌骨基底部止，用骨刀或双锯片制一宽 1.2 ~ 1.4cm，长 7 ~ 8cm，深 0.5 ~ 0.7cm 的骨槽，使其基底面大于浅面，预备接纳植骨用（图 2-5-3）。

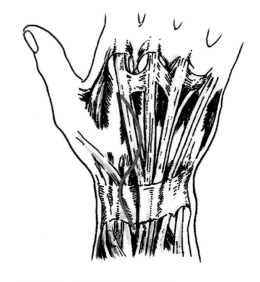

图 2-5-1 腕关节融合术切口

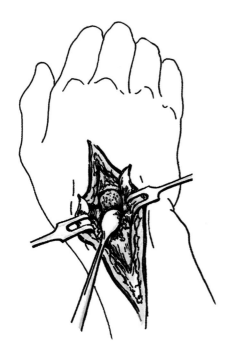

图 2-5-2 腕关节融合术组织清除示意图

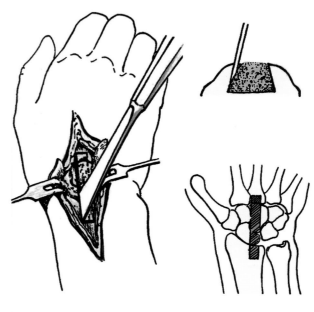

图 2-5-3 腕关节融合术骨槽制作示意图

4．将腕关节置于功能位，即背伸 20°～25°，第三掌骨与桡骨位于同一轴线上或稍偏向尺侧。再将取自髂骨的骨块修造成与骨槽相适应骨片，以锤击将骨片嵌入骨槽内。如不稳定，可用 2 枚螺丝钉将骨片固定于桡骨和第三掌骨上（图 2-5-4）。而后于桡腕、腕掌及腕骨间关节间隙内填充松质骨碎片，以利于骨愈合。

5．放松止血带，仔细止血，冲洗创口，逐层缝合切口，用长臂管形石膏将患肢固定于屈肘90°，前臂中立位，腕背伸 20°～25° 位，其远端应达到掌指关节（图 2-5-5）。

【术后处理】

1．术后抬高患肢，以利于血液循环。2 周拆线，4 周更换短臂石膏固定，直至骨性融合。去掉石膏外固定后，进行肘关节屈伸，前臂旋转及握拳等功能练习。

2．腕关节结核施行融合术者，术后继续应用抗结核药物治疗。

【讨论】

1．手术时切勿损伤下尺桡关节，以免影响前臂旋转功能。如尺骨小头因病变受累，可同时切除之。

2．严重前臂缺血性肌挛缩者，施行腕关节融合术时，常需切除近排腕骨，并将腕伸肌腱近端固定于桡骨下端背面上。

3．桡腕关节融合术　采用腕背侧纵弧形切口，显露桡骨下端、舟骨与月骨。切除桡腕及舟月关节间软骨面。先将腕关节置于功能位，再于舟骨、月骨与桡骨之间制成 2cm × 1cm × 0.5cm 的骨槽，然后于桡骨下端背侧切取 3cm × 1cm × 0.5cm 骨片，最后将取下的骨片向远侧滑行嵌入制好的骨槽内，用 2 枚螺丝钉将骨片近端固定于桡骨上（图 2-5-6）。术后用长臂管形石膏将患肢固定于屈肘 90°，前臂中立位，腕背伸肌 20°～25° 位。

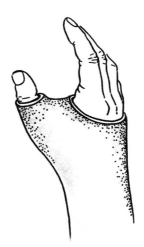

图 2-5-5　腕关节融合术后固定

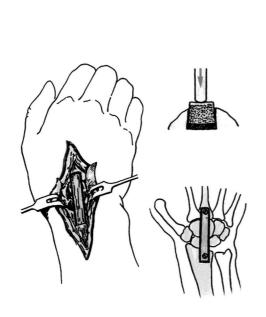

图 2-5-4　腕关节融合术示意图

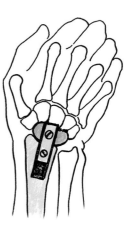

图 2-5-6　桡腕关节融合术示意图

第六节

尺骨远端切除术

【指征】

1. 桡骨下端骨折或尺骨小头骨折，畸形愈合功能障碍，或加莱亚齐骨折（盖氏骨折）晚期前臂旋转功能障碍者。

2. 陈旧的下尺桡关节脱位、腕关节疼痛、无力者。

3. 尺骨下端肿瘤，结核及炎症等。

【术前准备】

麻醉和体位参考桡骨下端截骨术。

【手术步骤】

1. 于前臂尺侧，自尺骨茎突向近端做长约5cm纵行切口。切开皮肤、皮下组织，在尺侧伸腕肌与尺侧腕屈肌之间隙进入，切开骨膜，做骨膜下剥离，显露尺骨下段（图2-6-1A）。

2. 在距尺骨下端2.0~2.5cm处，用钢丝线锯截断尺骨，或先用骨钻钻透尺骨内、外侧皮质骨后，再剪断尺骨，以防止尺骨劈裂（图2-6-1B）。

3. 用巾钳或有齿止血钳夹住尺骨远段的上端，并牵向尺侧，将尺骨下端向基底部切除（图2-6-1C）。

但不可切断尺侧韧带，以免术后腕关节向桡侧倾斜与不稳定。放松止血带，止血、锉光近侧断面，冲洗创口，将骨膜做紧缩缝合，缝合切口。

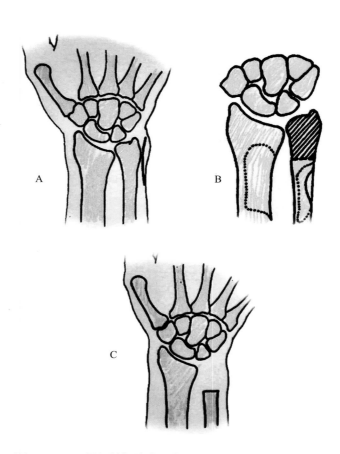

图2-6-1　尺骨远端切除术示意图

A. 尺骨远端切除术切口入路；B. 尺骨远端切除术示意图；
C. 尺骨远端切除术示意图。

【术后处理】

术后抬高患肢，尽早开始手指、腕关节活动。2 周拆线，加强前臂旋转功能锻炼，并辅以理疗。

【讨论】

切除尺骨下端的长度，一般不超过 2.0~2.5cm，保留旋前方肌在尺骨的附着部。如切除过多，可影响前臂的旋转功能，腕不稳定，疼痛和无力，如切除过少，会引起腕部疼痛或出现弹响。

第七节
手部瘢痕挛缩 Z 成形术

【指征】

垂直跨越关节的线状瘢痕挛缩，产生手部畸形和功能障碍时，根据挛缩的程度、蹼的高度及长度，可以设计一个 Z 或几个 Z 成形术。

【麻醉】

采用臂丛阻滞麻醉。

【体位】

仰卧，患肢置于侧台上。于上臂扎气囊止血带。

【手术步骤】

1. Z 成形原理（图 2-7-1）。

（1）设计：沿瘢痕纵轴画一直线，其长度视需要而决定，此线为干线，其两端定 A、B 两点。

（2）从两点 A、B 画出 Z 形的两臂，定点为 C、D，其方向相反，长度均与干线相等，形成

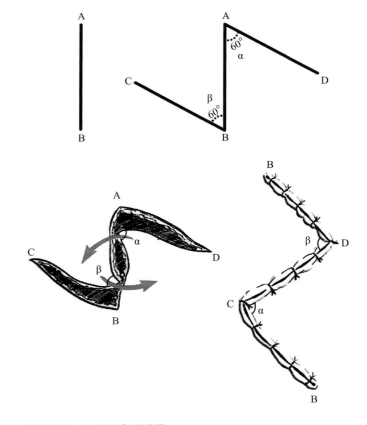

图 2-7-1　Z 成形术原理图

两个60°等角，即α、β角。

（3）沿设计Z形画线切开后，以无创技术分离两个三角形皮瓣，并互换其位置。

（4）缝合后瘢痕的连续性中断，同时达到延长的目的。

2. Z成形示意图（图2-7-2）。

3. 拇指虎口部瘢痕挛缩Z成形术。

（1）拇指虎口部瘢痕挛缩畸形（图2-7-3A）。

（2）沿虎口方向切除瘢痕组织（图2-7-3B）。

（3）按设计Z形切开，形成两个三角形皮瓣，使拇指外展，互换2个三角形皮瓣，缝合后延长了虎口的距离，改善了拇指外展功能（图2-7-3C）。

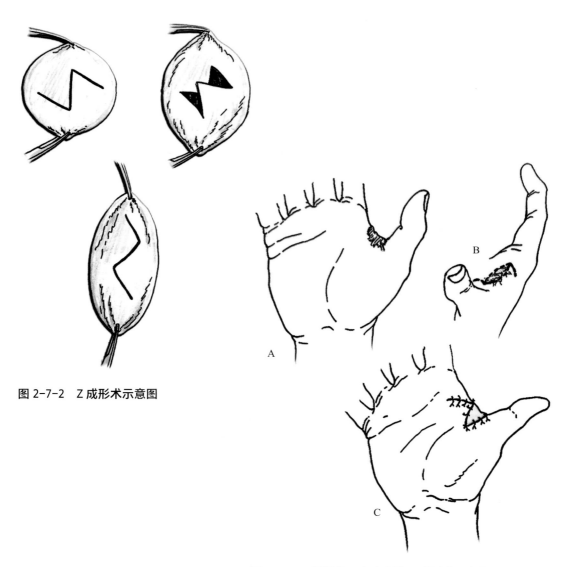

图2-7-2　Z成形术示意图

图2-7-3　拇指虎口瘢痕挛缩Z成形术示意图

A. 瘢痕挛缩畸形图；B. 瘢痕组织切除示意图；C. Z形缝合示意图。

4．腕部线状瘢痕挛缩多 Z 成形术。

（1）腕部线状瘢痕挛缩畸形（图 2-7-4）。

（2）沿设计的多个 Z 字画线切开，形成多个三角形皮瓣，依次互换位置并进行缝合，多"Z"字延长后，矫正了畸形（图 2-7-5）。若瘢痕挛缩严重，Z 成形后皮肤缺损较多时，可进行游离植皮修复创面。

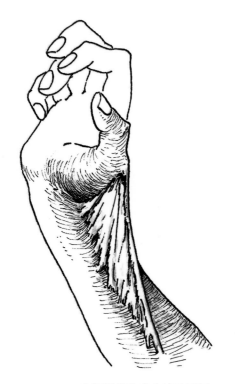

图 2-7-4　腕部线状瘢痕挛缩畸形图

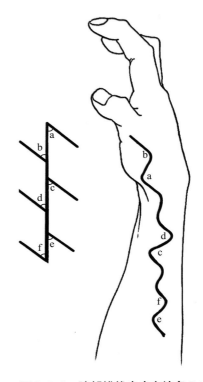

图 2-7-5　腕部线状瘢痕挛缩多 Z 成形术

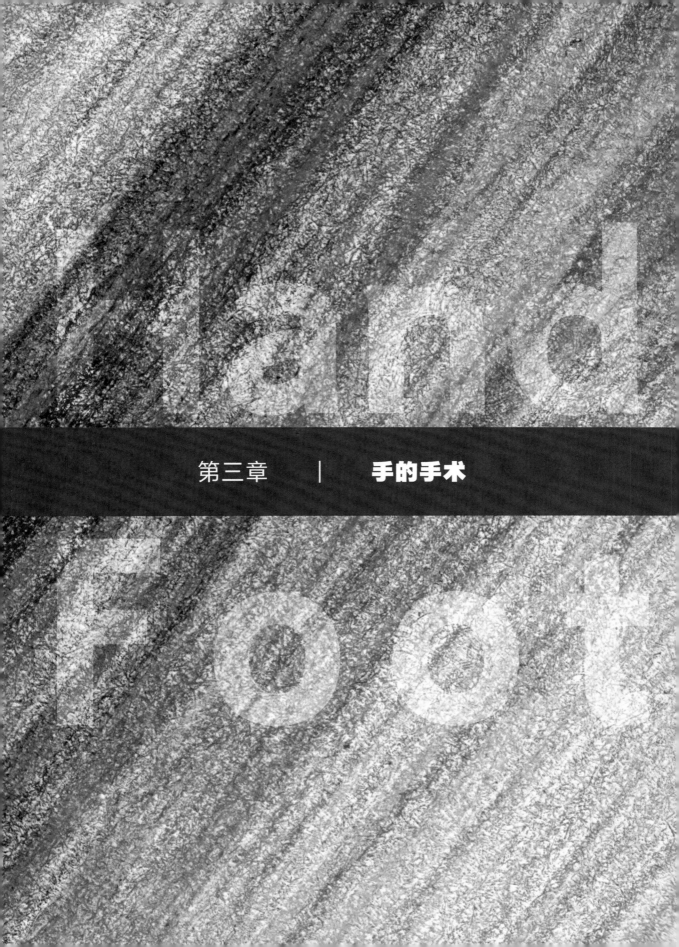

第三章 | **手的手术**

第一节

手外伤创面的早期修复术

开放性手外伤的治疗原则主要是及时正确地做好急救和初期外科处理，修复组织，防治感染，尽早和最大限度地恢复手的功能。初期外科处理包括彻底的清创术，整复固定骨折，修复肌腱、神经或血管、闭合创口，应用有效的抗生素，争取创口一期愈合。术后包扎固定患手于功能位或特殊要求的位置，及时活动，促进手功能恢复。

【指征】

经检查确诊为不能自行一期愈合的手部开放伤，都应进行清创和创面的修复等，争取创口一期愈合，为手的功能恢复创造条件。

【术前准备】

1. 积极防治休克，及时采取有效的综合防治措施。

2. 严重手外伤出血较多，应迅速用较多的无菌敷料或清洁毛巾等覆盖伤口，适当加压包扎，必要的暂时制动。

3. 摄 X 线片检查，了解骨与关节损伤情况，以便准备必要的内固定器材。

4. 防治感染术前应用广谱抗生素。给予破伤风抗毒素 1 500～3 000U。

【麻醉】

采用臂丛阻滞麻醉。

【体位】

仰卧，患手置于侧台上，于上臂扎气囊止血带。

【手术步骤】

1. 甲及甲床损伤修复术（图 3-1-1）

（1）切除已脱离的甲及甲床。

（2）切除无血运甲床。

（3）缝合甲床。

（4）推移皮肤与甲床缝合。

2. 指端清创缝合术（图 3-1-2）　适用于指端残缺伤。根据残留皮瓣形态、方向等决定其修复方法。

（1）示指指端缺损清创。

（2）残端缩短指骨直接缝合。

3. 指端游离植皮术（图 3-1-3）　适用于单纯指端皮肤缺损，无肌腱和骨质外露者。

（1）拇指指腹皮肤缺损清创。

（2）中厚或全厚皮片移植，皮片取自前臂。

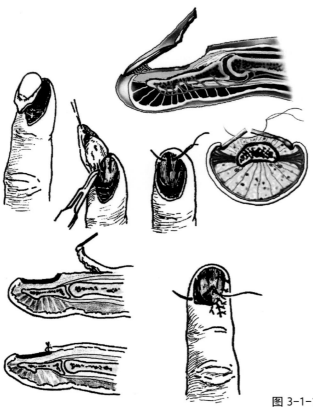

图 3-1-1　甲及甲床损伤修复术示意图

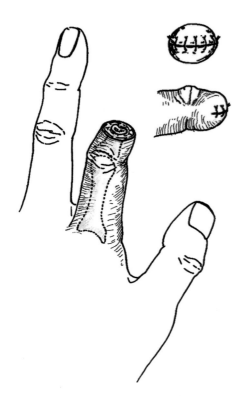

图 3-1-2　指端清创缝合术示意图

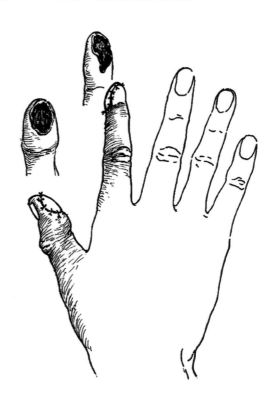

图 3-1-3　指端游离植皮术示意图

4. 局部皮瓣移植术　适用于指端缺损，有肌腱和骨质外露者。手术方法：

（1）双侧 V-Y 推进皮瓣术（图 3-1-4）。

（2）掌侧 V-Y 推进皮瓣术（图 3-1-5）。

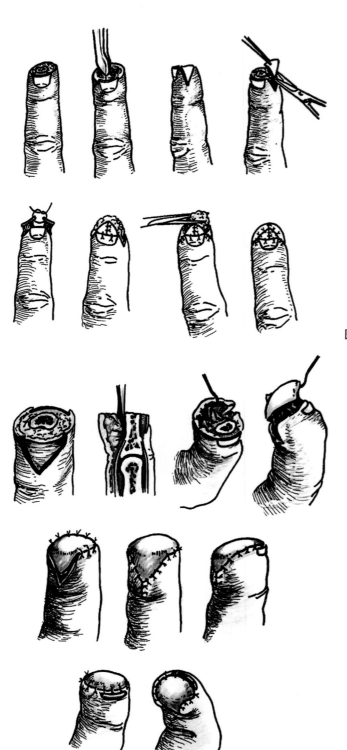

图 3-1-4　双侧 V-Y 推进皮瓣术示意图

图 3-1-5　掌侧 V-Y 推进皮瓣术示意图

（3）局部旋转皮瓣术：皮瓣蒂位于手指侧方，移位到指端修复缺损后，继发创面游离植皮（图3-1-6）。

（4）血管神经束皮瓣推进术：适用于指端为斜行离断伤，掌侧皮肤较少者。

1）拇指指端离断伤清创（图3-1-7A）。

2）于拇指两侧侧正中切开至两侧正中切开掌指横纹，沿腱鞘上面游离血管神经束皮瓣（图3-1-7B）。

3）向指端推进血管神经束皮瓣，修复创面（图3-1-7C）。

（5）剔骨皮瓣移位术：适用于手部皮肤缺损，合并骨与并节及肌腱严重损伤，伤指功能丧失，但皮肤血运佳者。

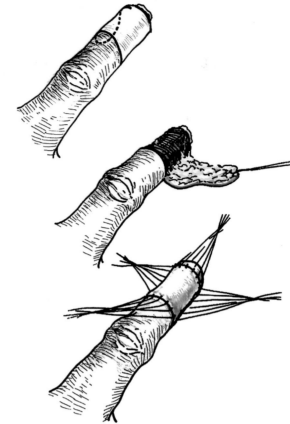

图 3-1-6　局部旋转皮瓣术示意图

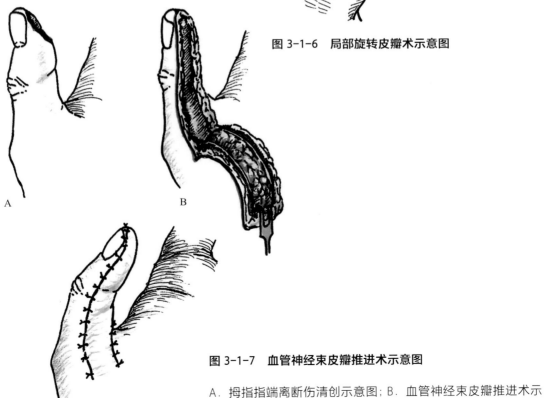

图 3-1-7　血管神经束皮瓣推进示意图

A．拇指指端离断伤清创示意图；B．血管神经束皮瓣推进术示意图；C．血管神经束皮瓣推进术示意图。

1）中、环、小指严重外伤（图 3-1-8）。

2）清创术后，将中指骨关节碎片切除，肌腱切除。但皮肤血运良好。翻转剔骨皮瓣，修复手部创面（见图 3-1-8）。术后包扎，制动于功能位。

5. 鱼际皮瓣术（图 3-1-9） 适用于示、中指指端皮肤缺损。合并指骨外露者。

（1）中指指端皮肤缺损，指骨外露清创。将患指屈曲于大鱼际部，用亚甲蓝画一蒂在近侧或尺侧皮瓣。

（2）形成皮瓣后的创面，用游离皮片修复，缝合皮瓣修复创面。术后包扎制动，3 周后断蒂。

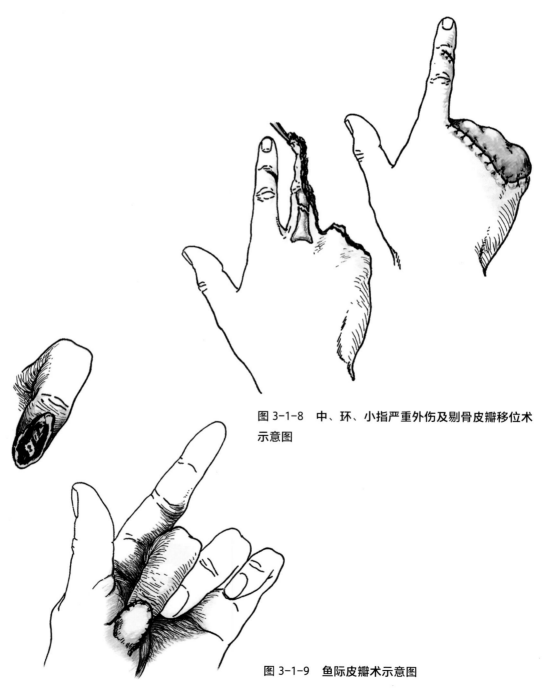

图 3-1-8　中、环、小指严重外伤及剔骨皮瓣移位术示意图

图 3-1-9　鱼际皮瓣术示意图

6. 邻指皮瓣术　适用于指端缺损或手指掌侧皮肤缺损，合并肌腱、骨关节外露者。

（1）皮瓣设计，蒂在侧方、近侧和远侧（图 3-1-10）。

（2）示指掌侧皮肤缺损肌腱外露清创（图 3-1-11）。

（3）示指掌侧皮肤缺损，设计皮瓣蒂在侧方（图 3-1-12）。

（4）形成皮瓣，并将供皮区创面游离植皮（图 3-1-13）。

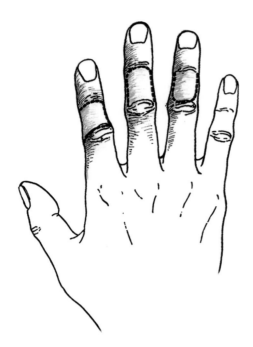

图 3-1-10　邻指皮瓣术皮瓣设计图

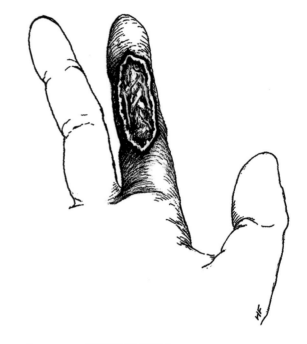

图 3-1-11　肌腱外露清创图

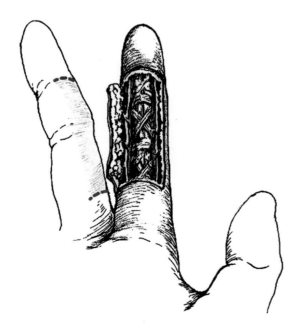

图 3-1-12　皮瓣蒂设计图

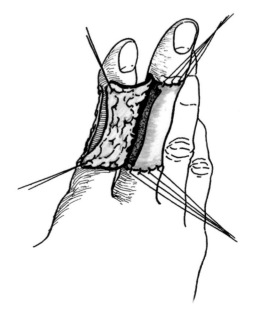

图 3-1-13　游离植皮图

（5）缝合皮瓣，包扎后制动，3周后断蒂（图3-1-14）。

（6）示指指端缺损清创及设计皮瓣，蒂在远侧（图3-1-15）。

（7）形成皮瓣，供皮区创面游离植皮，缝合皮瓣修复创面，包扎后制动，3周后断蒂（图3-1-16）。

（8）示指指端缺损清创及设计皮瓣，蒂在近侧（图3-1-17）。

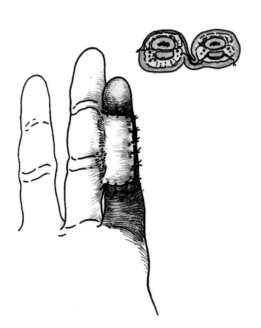

图 3-1-14　皮瓣缝合示意图

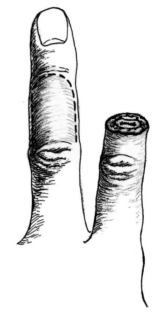

图 3-1-15　示指指端缺损蒂
在远侧皮瓣设计图

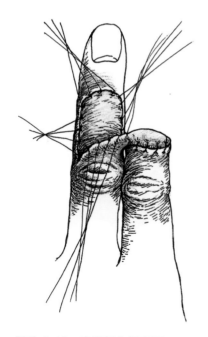

图 3-1-16　皮瓣缝合示意图

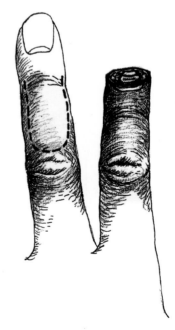

图 3-1-17　示指指端缺损蒂
在近侧皮瓣设计图

（9）形成皮瓣，供皮区创面游离植皮，缝合皮瓣修复创面。包扎后制动，3 周后断蒂（图 3-1-18）。

（10）拇指指腹皮肤缺损清创，设计皮瓣并形成皮瓣，蒂在桡侧（图 3-1-19）。

（11）供皮区创面游离植皮，缝合皮瓣修复创面。包扎后制动，3 周后断蒂（图 3-1-20）。

（12）示指指腹皮肤缺损清创（图 3-1-21）。

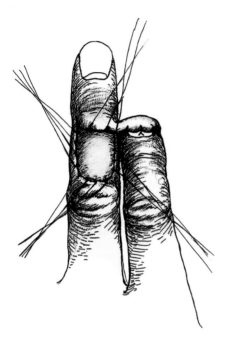

图 3-1-18　皮瓣缝合示意图

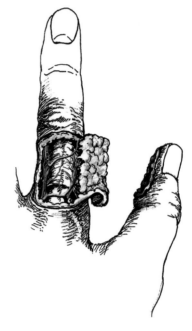

图 3-1-19　拇指指腹皮肤缺损蒂
在桡侧皮瓣设计图

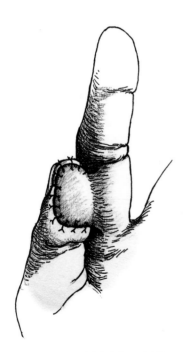

图 3-1-20　皮瓣缝合示意图

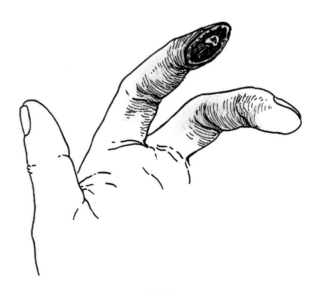

图 3-1-21　示指指腹皮肤缺损

（13）形成皮瓣，供皮区创面游离植皮，缝合皮瓣修复创面。包扎后制动，3周后断蒂（图3-1-22）。

7. 交指皮瓣术　适用于拇指指端缺损或拇指掌侧皮肤缺损，合并肌腱，骨关节外露者。

（1）拇指指端尺侧皮肤缺损清创（图3-1-23A）。

（2）设计交指皮瓣，中指中节背侧皮瓣，形成皮瓣及供皮区创面游离植皮，缝合皮瓣。包扎后制动，3周后断蒂（图3-1-23B）。

（3）拇指指端桡侧皮肤缺损清创（图3-1-24A）。

（4）设计交指皮瓣，中指中节背侧皮瓣；形成皮瓣及供皮区游离植皮；缝合皮瓣（图3-1-24B）。包扎后制动，3周后断蒂。

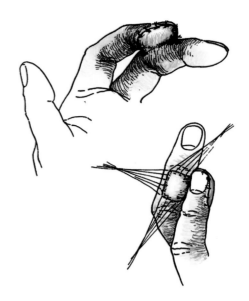

图 3-1-22　示指指腹皮肤缺损皮瓣缝合示意图

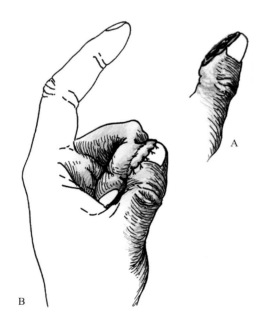

图 3-1-23　拇指指端尺侧缺损交指皮瓣术示意图

A. 拇指指端尺侧皮肤缺损；B. 拇指指端尺侧皮肤缺损皮瓣缝合示意图。

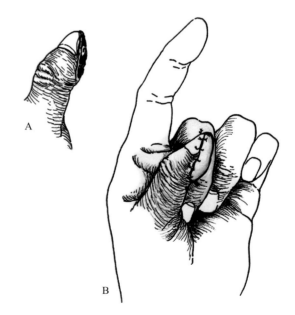

图 3-1-24　拇指指端桡侧缺损交指皮瓣术示意图

A. 拇指指端桡侧皮肤缺损；B. 拇指指端桡侧皮肤缺损皮瓣缝合示意图。

8. 交臂皮瓣术　适用于手指创面较大，合并肌腱，骨与关节外露者。

（1）皮瓣设计，手指背侧皮肤缺损，于前臂伸侧形成皮瓣（图 3-1-25）；掌侧缺损时，于前臂屈侧形成皮瓣。

（2）缝合皮瓣修复创面（图 3-1-26）。

（3）固定双上肢。3 周后断蒂（图 3-1-27）。

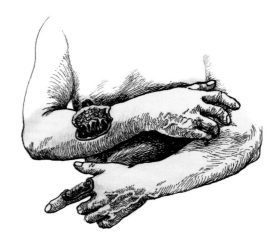

图 3-1-25　交臂皮瓣术皮瓣设计图

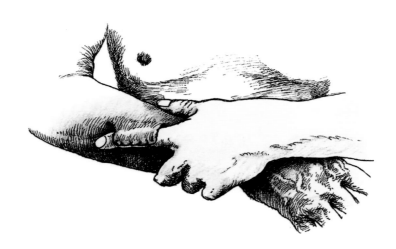

图 3-1-26　交臂皮瓣术示意图

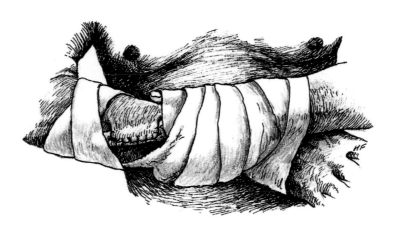

图 3-1-27　交臂皮瓣术后上肢固定示意图

9．腹部皮瓣术　适用于大面积手部皮肤撕脱伤，合并肌腱、骨与关节外露者。

（1）手背部损伤创面清创后，常常应用同侧下腹部皮瓣修复（图 3-1-28）。

（2）手掌部或前臂损伤创面清创后，常常应用上腹部皮瓣修复（图 3-1-29）。

设计皮瓣时，应比原创面大 1/5～1/4。按设计切开皮肤，自深筋膜浅层游离至蒂部，形成皮瓣，供皮区创面用中厚层皮片移植修复。而后将腹部皮瓣覆盖创面，间断缝合。包扎后用棉垫绷带固定，还可用石膏绷带加强固定。3～4 周后断蒂，参考手部灼烧瘢痕挛缩植皮术。

10．手部脱套伤修复术　多数手指部脱套伤的治疗是困难的，因为其伤指远侧的血运已丧失。试图将全手埋入腹部皮下组织中，使手指部表面重建血运，创造条件便于游离植皮。但往往难以达到满意目的。

（1）手指全部脱套，远侧无血运（图 3-1-30A）。

（2）保留近侧指节，在有血运地区做游离植皮（图 3-1-30B）。

游离植皮的皮片不宜太薄，并将皮片制成多数小孔，争取皮片全部成活。这种方法是可保存部分手指的一种简便方法。

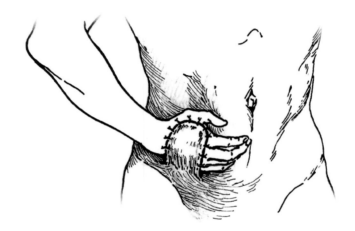

图 3-1-28　手背部损伤腹部皮瓣术

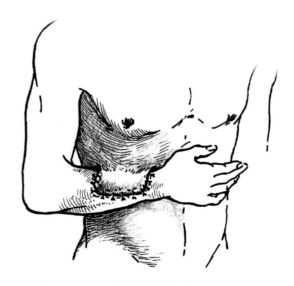

图 3-1-29　手掌部或前臂损伤腹部皮瓣术

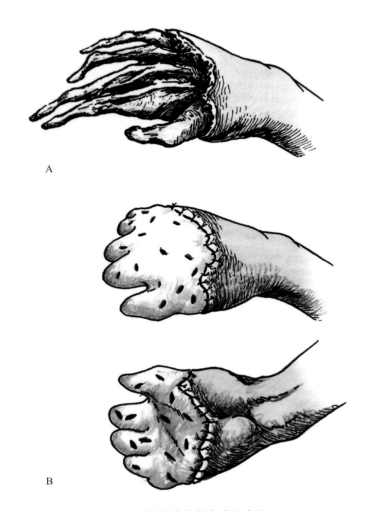

A

B

图 3-1-30 手部脱套伤修复术示意图

A. 手部脱套伤；B. 手部脱套伤修复术。

第二节

第一掌骨基底部骨折脱位切开复位内固定术

【指征】

第一掌骨基底部骨折脱位（即 Bennett's 骨折），经非手术治疗失败者（图 3-2-1）。

【术前准备】

摄 X 线片检查，了解骨折脱位情况，同时应准备克氏针和骨钻等。

【麻醉】

采用局麻或臂丛阻滞麻醉。

【体位】

仰卧，患肢置于侧台上。于上臂扎气囊止血带。

【手术步骤】

1. 于第一掌骨背侧，自远侧 1/3 处始，至鼻烟壶近侧止，做长约 5cm 弧形切口（图 3-2-2）。切开皮肤、皮下组织及筋膜。于拇长伸肌腱与拇短伸肌腱之间切开深筋膜。并将两肌腱向两侧牵开。于第一掌骨近端切开骨膜并行骨膜下剥离，显露掌骨近端。再切开腕掌关节囊，即可显露骨折脱位。

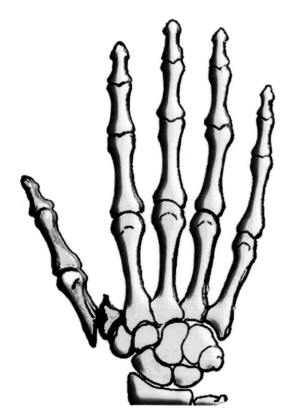

图 3-2-1　Bennett's 骨折

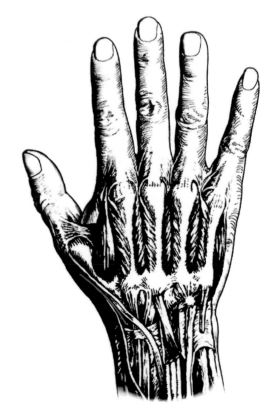

图 3-2-2　Bennett's 骨折切口入路

2. 助手固定伤手，术者握住病人的拇指进行牵引，矫正短缩，使拇指及第一掌骨外展、背伸。同时术者用拇指向尺掌侧方向按压第一掌骨基底部，使骨折脱位解剖复位（图3-2-3）。再用巾钳经两骨折段做暂时固定。

3. 用手摇钻夹持克氏针做固定（图3-2-4）。如三角骨片很小，可在维持复位情况下，拇外展、对掌位，用克氏针将第一掌骨与大多角骨固定。如三角骨片较大，用克氏针交叉贯穿固定第一掌骨远折段与三角骨片。也可将一枚钢针固定于第二掌骨上，加强稳定性。剪去多余钢针，将针尾折弯，埋于软组织内。去掉巾钳，放松止血带，仔细止血，冲洗创口，逐层缝合切口。术后将拇指外展、对掌、掌指关节微屈曲位，用前臂掌侧石膏托固定，其远端应包括拇指近侧指节。

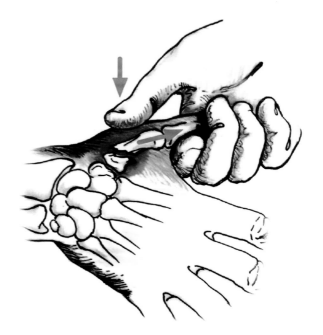

图 3-2-3　Bennett's 骨折解剖复位

【术后处理】

术后抬高患肢，3周拆除缝线和石膏托，4~6周拔去克氏针，进行腕掌关节功能练习，并辅以理疗。

【讨论】

在电视下，使骨折脱位解剖复位，经皮肤穿入克氏针，将钢针穿入大多角骨上固定骨折脱位。

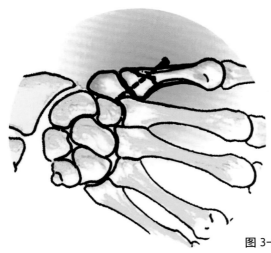

图 3-2-4　Bennett's 骨折复位克氏钢针固定

第三节

掌骨多发性骨折切开复位内固定术

【手术步骤】

1. 于手掌背侧以骨折部为中心沿掌骨做纵行切口，多发性掌骨骨折，可做横弧形切口（图 3-3-1A）。切开皮肤、皮下组织，保护手背静脉与皮神经支，将其游离后牵开（图 3-3-1B）。切开深角膜，牵开指伸肌腱，即可显露骨折部（图 3-3-2）。

2. 用手摇钻将克氏针插入近端骨髓腔内，于掌腕关节屈曲位，将钢针从掌骨基底部背面穿过，经皮穿出。松开手摇钻，使钢针尾留在骨折端外 0.3cm 为度，以利于复位。然后，令骨折解剖复位，再将克氏针从近端钻入远端骨髓内，直至掌骨头下，固定骨折。如此，复位与固定其余掌骨骨折（图 3-3-3）。剪除多余钢针，将针尾折弯，埋于软组织中。最后，放松止血带，仔细止血，冲洗创口，缝合切口。用石膏托将患手固定于功能位。

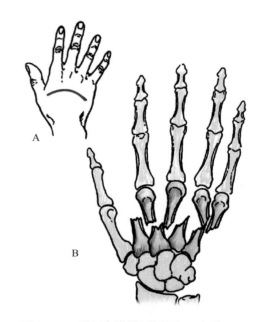

图 3-3-1　掌骨多发性骨折及切口入路

A. 掌骨多发性骨折切口入路；B. 掌骨多发性骨折部。

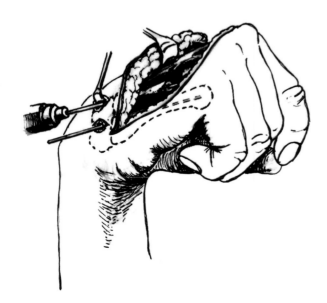

图 3-3-2　掌骨多发性骨折克氏钢针固定

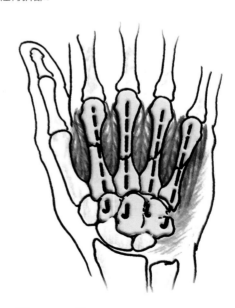

图 3-3-3　掌骨骨折复位及固定

【术后处理】

术后抬高患肢，尽早开始手指主动功能练习。4~6周摄片检查，拔出钢针，进行功能锻炼。如为掌骨颈骨折，骨折复位钢针固定后，应将掌指关节和指间关节固定于屈曲位，以免骨折向背侧成角畸形愈合。

【讨论】

1. 对于掌骨不稳定性骨折（如斜折、螺旋折）者，可用微型螺丝钉垂直骨折线加压固定（图3-3-4）。

2. 对于掌骨横行骨折，除用细克氏针交叉固定外，还可以应用微型钢板和螺丝钉固定（图3-3-5）。后者固定坚强可靠，不用外固定，预后良好。

3. 对于掌骨骨折旋转畸形愈合，出现手的畸形和功能障碍者（图3-3-6）。

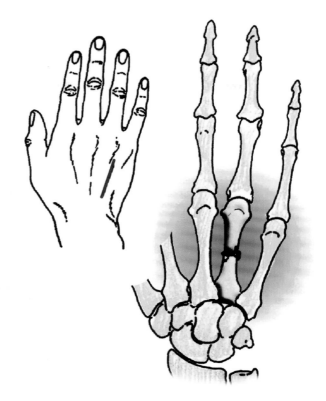

图 3-3-4　掌骨不稳定性骨折螺丝钉固定

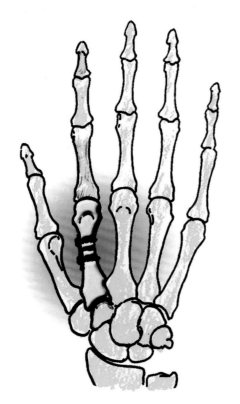

图 3-3-5　掌骨横行骨折固定

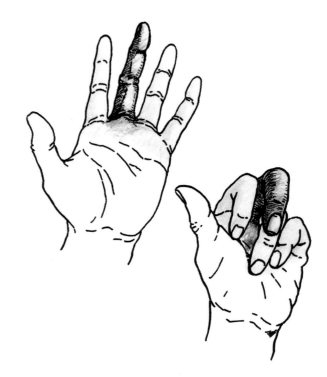

图 3-3-6　掌骨骨折旋转畸形愈合功能障碍

手术将骨折畸形愈合处截断并矫正畸形。然后，用细克氏针交叉固定两截骨端（图 3-3-7）。缝合切口前再试测手指形态与伸屈功能直至正常为止（图 3-3-8）。

4. 对于掌骨骨折骨缺损手指短缩，关节活动受限，无力者，应采用植骨方法处理。

（1）切口与显露掌骨骨折不愈合处（图 3-3-9）。

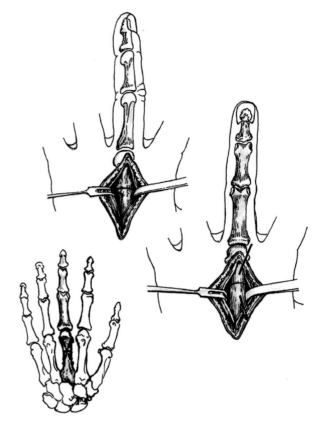

图 3-3-7　掌骨骨折旋转畸形愈合矫正示意图

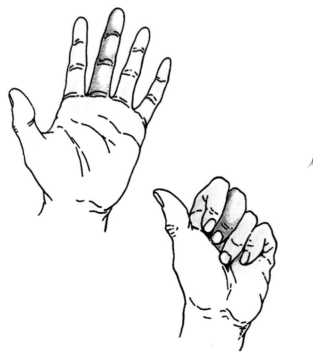

图 3-3-8　掌骨骨折旋转畸形愈合矫正示意图

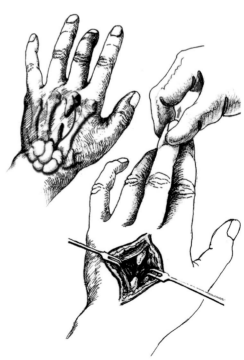

图 3-3-9　掌骨骨折骨缺损切口入路

（2）剥离并切除骨折端病理组织，凿通骨髓腔。根据骨折端缺损大小，取自体髂骨块、修造后嵌入其间，并以细克氏针交叉固定（图 3-3-10 ～图 3-3-12 ）。

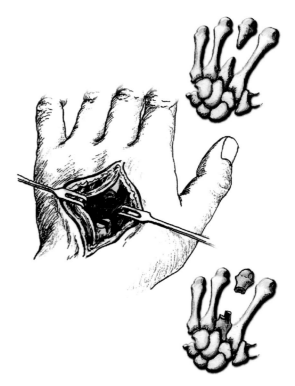

图 3-3-10　剥离并切除骨折端病理组织

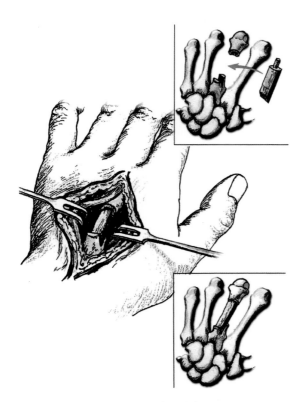

图 3-3-11　自体髂骨块修造及嵌入

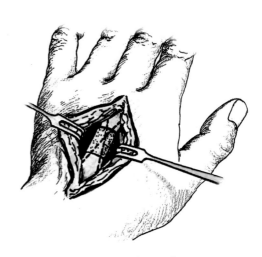

图 3-3-12　克氏钢针交叉固定

第四节

指骨骨折切开复位内固定术

【指征】

1. 开放性指骨骨折，或合并皮肤及肌腱等软组织损伤需修复者。
2. 闭合性指骨骨折，或不稳定性骨折，经手法复位失败者。
3. 陈旧性指骨骨折，畸形愈合，功能障碍者。

【术前准备、麻醉、体位】

同第一掌骨基底部骨折脱位，切开复位内固定术。

【手术步骤】

1. 于患指侧方，以骨折为中心做侧正中切口。切开皮肤、皮下组织，直至指骨侧方，显露骨折部（图 3-4-1）。

2. 将骨折解剖复位后，用 2 枚细克氏针交叉固定。即用一枚细克氏针从骨折的远折段斜行穿入骨折处；用另一枚细克氏针从骨折的近折段斜行穿入骨折处，严密对合骨折端后，交叉穿过骨折端，继续进针达对侧骨皮质，给予牢靠固定（图 3-4-2）。

剪除钢针多余部分，将针尾折弯。埋于皮下。放松止血带，仔细止血，缝合切口。以铝板将患指固定于功能位。

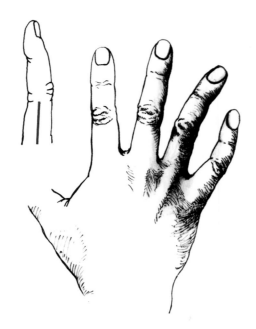

图 3-4-1　指骨骨折手术切口入路

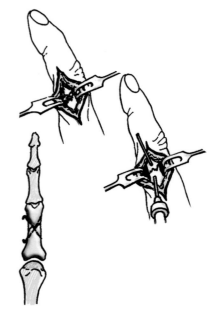

图 3-4-2　骨折解剖复位及细克氏钢针交叉固定

【术后处理】

术后抬高患肢，2 周拆线，4~6 周去掉外固定，拔出克氏针，进行功能练习，并辅以理疗。

【讨论】

对于指骨骨折畸形愈合者，应于成角畸形处做侧正中切口，显露骨折畸形愈合处，在畸形处做楔状截骨，矫正畸形后以细克氏针交叉固定（图 3-4-3）。

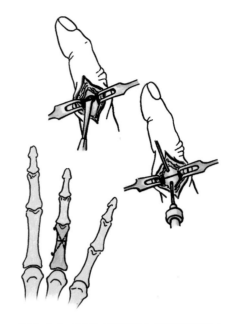

图 3-4-3 指骨骨折畸形愈合矫正示意图

第五节
游离肌腱移植术

【指征】

晚期手指纤维鞘管内屈指深、浅肌腱断裂，或拇长屈肌腱断裂，指关节被动活动正常或接近正常，手指皮肤良好者。

【术前准备】

1. 手术时机：修整并清洁外伤处，伤口愈合 1 个月即可手术。合并骨折或感染者，应在骨折愈合或伤口愈合后 3~6 个月方能手术。

2. 手指皮肤损伤严重或有瘢痕挛缩者，应先将瘢痕切除用皮瓣修复后，再施行肌腱手术。

3. 指关节被动活动受限者，应加强各关节被动屈伸活动锻炼，使指腹可被动屈曲距掌横纹 2~3cm 以内。

【麻醉】

采用臂丛阻滞麻醉或颈部硬膜外麻醉。

【体位】

仰卧，患手置于侧台上。于上臂扎气囊止血带。

一、手指（示指）游离肌腱移植术

【手术步骤】

1. 采用手指侧正中纵行切口。即于示指桡侧面正中，指横纹的近端连线上做长 6～8cm 纵行切口，其远端稍弯向指腹，近端于指根部弯向掌心，并平行于近侧掌纹（图 3-5-1）。

2. 沿切口线切开皮肤、皮下组织及筋膜，将示指桡侧神经血管束连同皮瓣一起从屈指肌腱鞘表面向对侧翻开，显露腱鞘（图 3-5-2）。

3. 显露手指部腱鞘后，于中节指骨中部腱鞘肥厚处保留宽约 0.5cm 腱鞘，又于近节指骨近端 1/2 处保留宽 1.0cm 的腱鞘作为滑车（图 3-5-3）。切除其余腱鞘。

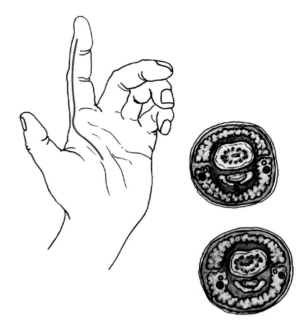

图 3-5-1　示指游离肌腱移植术切口入路

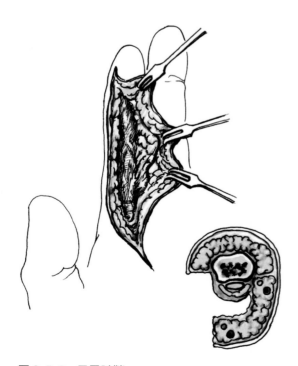

图 3-5-2　显露腱鞘

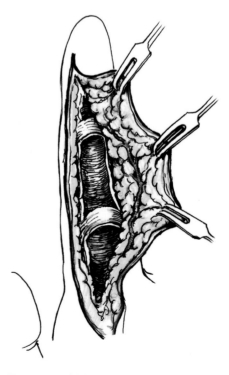

图 3-5-3　制作腱鞘滑车

4. 将断裂的屈指深浅肌腱于远端止点附近切断。使指深屈肌腱远端残留 0.5～0.8cm，并将其断端切成上、下两片；将断裂的指浅屈肌腱的远端从近位指间关节囊的近侧缘水平处切除（图 3-5-4）。如切除不足，腱愈合后形成屈曲畸形；切除过多，则出现过伸畸形。再于手掌部抽出屈指深、浅肌腱近端，保留指深屈肌腱近位端，作为移植肌腱的动力腱。将指浅屈肌腱残端牵引后，尽量在近端切除。

5. 于左前臂掌面近侧腕横纹以近做长约 1.0cm 的 3 个横切口。显露、切取掌长肌腱（图 3-5-5）。应注意保护腱周组织，切取的肌腱以温盐水纱布包裹备移植用。然后，缝合各切口。如掌长肌腱缺如，或过短或过细，或同时需要 2 条肌腱时，可取趾长伸肌腱（2、3、4 趾），作移植用。

6. 先于肌腱远端两片肌腱间至指骨掌面、用小骨刀剥开骨质，以接纳移植肌腱的远端。再将移入腱鞘床中的掌长肌腱远位端用细钢丝做 "8" 字缝合。然后，将其嵌入两腱片及骨片下，用两个注射针头将钢丝从指骨和指甲两侧引出，拉紧后于指甲背侧将钢丝固定于纱布卷上，形成骨性止点（图 3-5-6）。

7. 还可以通过指骨、指甲中央引出，拉紧后于指甲背侧将钢丝固定于纽扣上（图 3-5-7）。

8. 暂关闭手指侧正中切口后，将掌长肌腱近位端牵至蚓状肌起始部，测试屈指活动（图 3-5-8）。

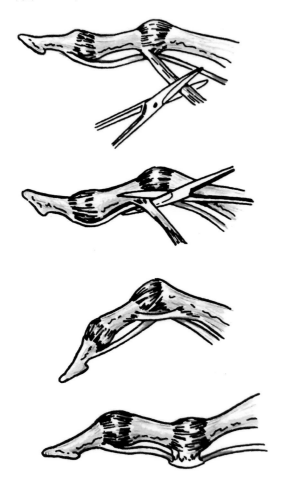

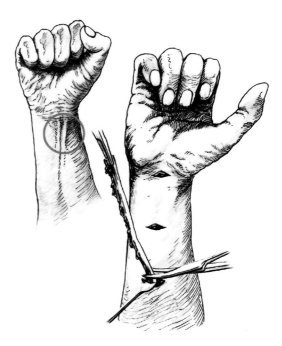

图 3-5-4　屈指深浅肌腱的处理　　　　**图 3-5-5　掌长肌腱切取示意图**

9. 在调节好肌腱张力后缝合手指侧正中切口，即手指呈自然的半屈曲（休息位），与指深屈肌腱的近位端做编织缝合，并用蚓状肌包埋肌腱缝接处，以减少粘连（图 3-5-9）。

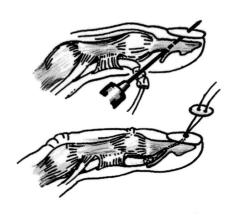

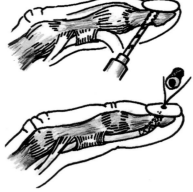

图 3-5-7　肌腱移植缝合及固定

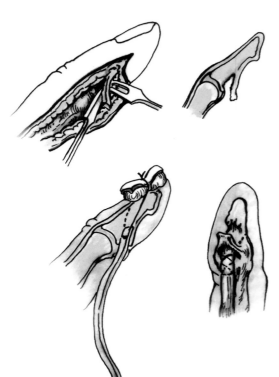

图 3-5-6　肌腱移植缝合及固定

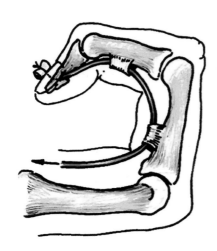

图 3-5-8　屈指活动测试

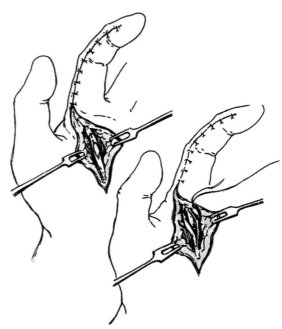

图 3-5-9　肌腱移植缝合

10. 放松止血带，仔细止血，冲洗创口，缝合手掌部切口。用前臂背侧石膏托将患肢固定于屈腕、屈掌指关节位（图 3-5-10）。

【术后处理】

1. 术后抬高患肢，2 周拆线，3～4 周后去掉石膏托和拔出缝合钢丝，积极进行主动功能练习（图 3-5-11）。并辅以理疗。

2. 术后粘连严重，影响手功能者，3～6 个月后可施行粘连肌腱松解术。

【讨论】

如腱鞘破坏严重，或已塌陷粘连，不能保留滑车时，可用掌长肌腱重建滑车。即先将掌长肌腱纵行劈开，于皮下将腱片绕过指骨一周，使光滑面朝向骨膜。在指背应位于指伸肌腱浅层，在掌面应于神经血管束深层。用细丝线将其断端缝合，并将吻合点移向手指侧方，以避免与植腱粘连（图 3-5-12）。

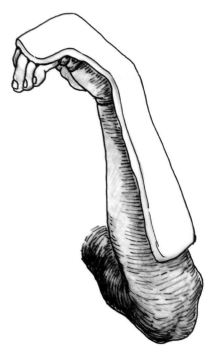

图 3-5-10　示指游离肌腱移植术后固定

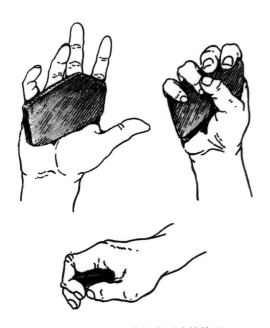

图 3-5-11　游离肌腱移植术后功能练习

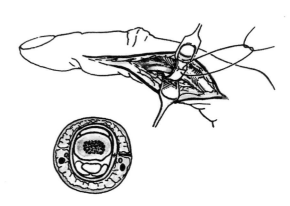

图 3-5-12　掌长肌腱重建滑车

二、拇指游离肌腱移植术

【手术步骤】

1. 采用拇指桡侧正中切口，其近端于掌指关节附近沿大鱼际内缘向上，直至屈肌支持带远侧2～3cm处，远端达指腹（图3-5-13）。

2. 鞘管的显露与示指游离肌腱移植术类同。于近节指骨中段保留宽1.0cm的腱鞘作为滑车。切除损伤的拇长屈肌腱，将其远端保留1.0cm。用小骨刀掀起拇长屈肌腱的止点，切勿损伤关节囊（图3-5-14）。

3. 将切取的掌长肌腱经滑车引入腱鞘床中。先将掌长肌腱远位端用细钢丝做"8"字缝合，再将其引入腱片及骨片下，用前述方法固定于指甲背侧钮扣上（图3-5-15）。

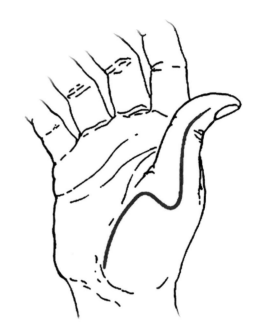

图 3-5-13　拇指游离肌腱移植术切口入路

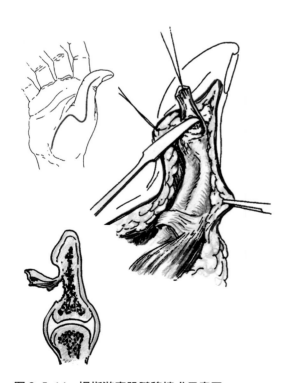

图 3-5-14　拇指游离肌腱移植术示意图

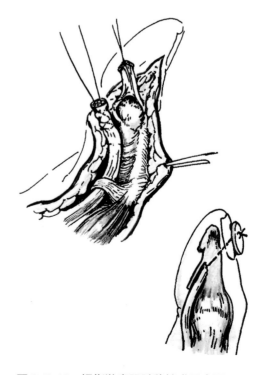

图 3-5-15　拇指游离肌腱移植术示意图

4. 调节好肌张力，将移植腱近端与拇长屈肌腱远端缝合固定（图 3-5-16）。放松止血带，仔细止血，缝合切口。包扎后用石膏托固定。

【术后处理】

同示指游离肌腱移植术。

三、多指（中、环指）游离肌腱移植术

同时施行 2 个以上手指游离肌腱移植时，可取趾长伸肌腱（2、3、4 趾）作为移植材料。

【手术步骤】

1. 于足背正中做纵弧形切口 1，再于踝关节前上方做纵行切口 2（图 3-5-17）。

2. 沿各切口线切开皮肤、皮下组织及筋膜，保留踝关节前方的小腿十字韧带。显露、游离第二、三趾长伸肌腱，将远端于跖趾关节处切断（图 3-5-18）。或将远断端与趾短伸肌腱或关节囊缝合固定。

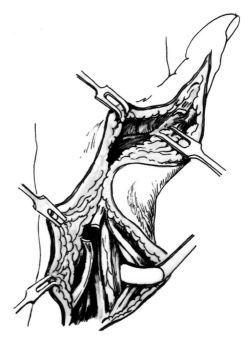

图 3-5-16　拇指游离肌腱移植术示意图

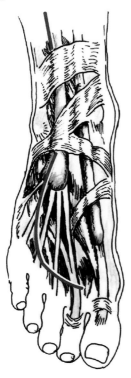

图 3-5-17　切取伸趾长肌腱切口

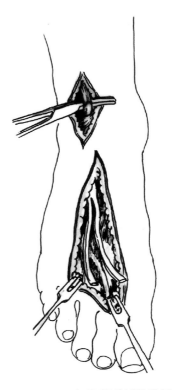

图 3-5-18　切取伸趾长肌腱示意图

3．而后，继续向近位端游离，并自切口 2 牵出（图 3-5-19），切断后取下肌腱，妥善保护，备移植用。

4．依次切开中、环指尺侧侧正中切口，显露腱鞘，保留滑车、切除残腱（图 3-5-20）。

5．于腕掌侧做一短弧形切口，显露并选择一强有力的损伤肌腱作为移植的动力腱，而后将 2 条趾长伸肌腱经滑车分别引入中、环指腱鞘床中，先固定止点，然后，通过腕管牵至腕上切口内，调节好肌张力后，与选好的动力腱相缝合固定（图 3-5-21）。放松止血带，仔细止血，缝合各切口。包扎后，用前臂背侧石膏托固定。

【术后处理】

同示指游离肌腱移植术。

【讨论】

人工肌腱的应用：采用暂时性埋藏物硅橡胶条，用于手部瘢痕厚、粘连重、鞘管已损坏的病例。依赖硅橡胶条再形成个鞘管，等二期取出硅橡胶条，同时置换掌长肌腱并缝合其两端。

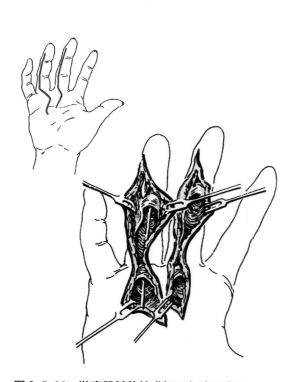

图 3-5-19　牵出伸趾长肌腱

图 3-5-20　游离肌腱移植术切口入路示意图

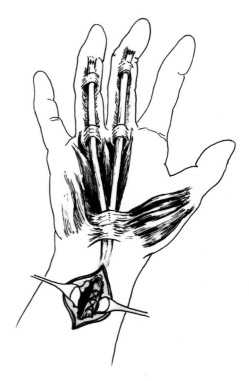

图 3-5-21　中、环指游离肌腱移植术示意图

国内戴尅戎提出以硅橡胶、桑蚕丝和涤纶为材料制成人工肌腱，作为永久性替代物，其特点有下列几点。

1. 避免牺牲自体肌腱作移植，减少手术创伤，在多根肌腱需要修复时，尤有意义。
2. 因缝合牢固，术后又早期开始功能锻炼。
3. 硅橡胶薄膜包在人工腱之外，术后粘连机会少于自体肌腱移植，故适用于瘢痕、粘连广泛的病例中更有实用价值。

第六节
拇长伸肌腱损伤修复术

【 指征 】

拇长伸肌腱外伤性断裂或缺损引起拇指畸形和功能障碍者。

【 麻醉、体位 】

同游离肌腱移植术。

举例：示指固有伸肌腱移植术。

【 手术步骤 】

1. 共需 3 个切口（图 3-6-1）。

切口①：于示指掌指关节背面做长约 1.5cm 横切口。

切口②：于腕背稍偏桡侧做长约 1.5cm 横切口。

切口③：于拇长伸肌腱损伤处做长 2～3cm 弧形切口。

2. 切开切口①，显露示指固有伸肌腱止点处，它位于示指伸指总肌腱的尺侧和深面，让病人活动手指加以辨认。确定后，在其近止点处切断（图 3-6-2）。并将远端缝于示指伸指总肌腱上。

3. 切开切口②，显露示指固有伸肌腱，游离后自腕部切口②将其抽出，缝合切口①（图 3-6-3）。

4. 切开切口③，显露并游离出拇长伸肌腱远断端。在切口②与切口③之间做皮下隧道，将示指固有伸肌腱经皮下隧道引至切口③中。在腕背伸、拇外展、指间关节伸直位，调节好肌张力后，将示指固有伸肌腱近端与拇长伸肌腱远端做缝合固定（图 3-6-4）。然后，放松止血带，仔细止血，缝合各切口。包扎后，用前臂掌侧

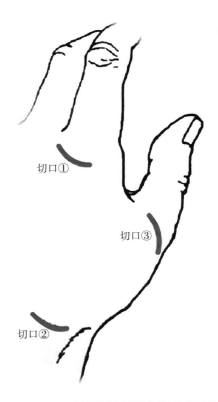

切口①

切口③

切口②

图 3-6-1　伸拇长肌腱损伤修复术切口

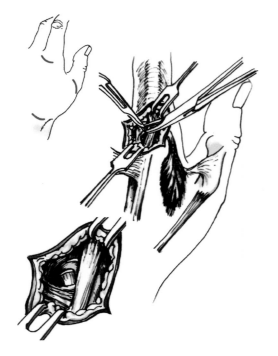

图 3-6-2　伸拇长肌腱损伤修复术示意图

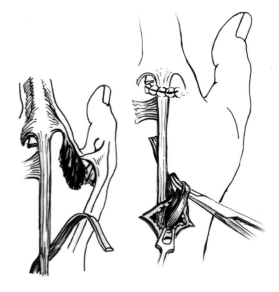

图 3-6-3　显露、抽出指固有伸肌腱示意图

石膏托将患肢固定于腕背伸、拇外展伸直位。

【术后处理】

术后抬高患肢，2 周拆线，3～4 周后去掉石膏托，进行拇指伸屈功能练习，并辅以理疗。

【讨论】

1. 新鲜的拇长伸肌腱断裂，如无缺损短缩时，可以进行直接缝合。如有缺损或短缩时，可应用掌长肌腱游离移植（图 3-6-5）。

2. 手术区有深在瘢痕者，应先覆盖皮瓣，后修复肌腱或同时修复之。例如第二掌骨背侧皮瓣移位术。

【手术步骤】

1. 设计皮瓣（图 3-6-6）。

2. 切除拇指背面瘢痕组织（图 3-6-7）。

3. 按设计切取皮瓣（图 3-6-8）。

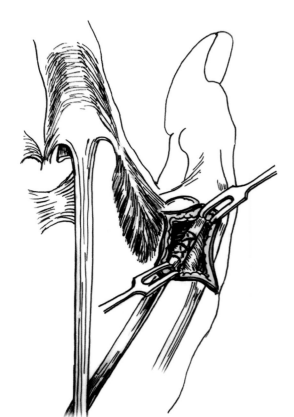

图 3-6-4　示指固有伸肌腱缝合固定示意图

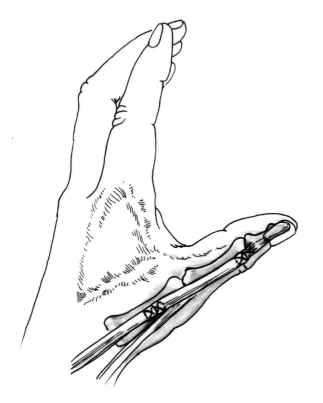

图 3-6-5　伸拇长肌腱断裂缺损或短缩修复

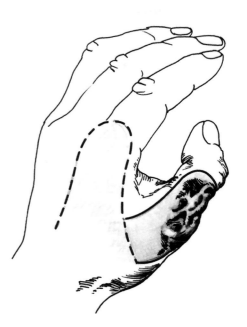

图 3-6-6　设计皮瓣

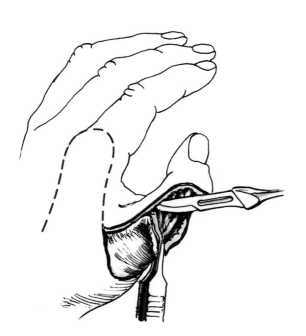

图 3-6-7　切除拇指背面瘢痕组织

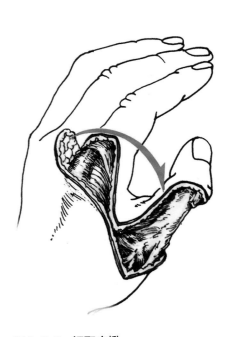

图 3-6-8　切取皮瓣

4. 皮瓣移位与供区创面游离植皮（图 3-6-9）。

第二掌骨背侧皮瓣内有一较恒定的第一掌背动脉和头静脉、桡神经浅支（图 3-6-10）。因此，实际上是有临床应用价值的轴型皮瓣（图 3-6-11）。如以神经、血管蒂为轴形成岛状皮瓣，可以修复拇指或虎口处的缺损，供皮区创面游离植皮（图 3-6-12）。

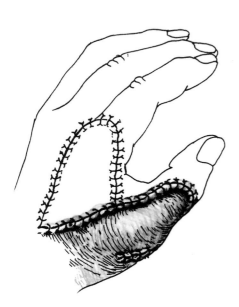

图 3-6-9　皮瓣移位与供区创面游离植皮

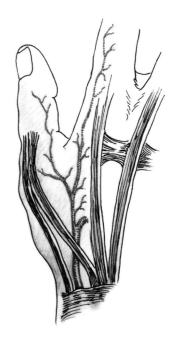

图 3-6-10　第二掌骨背侧皮瓣内血管及神经

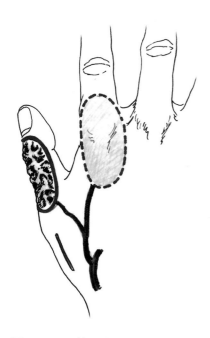

图 3-6-11　第二掌骨背侧皮瓣

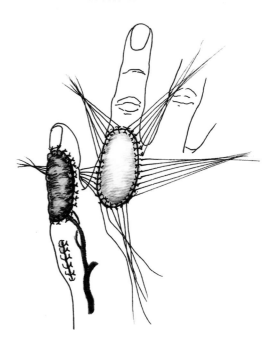

图 3-6-12　第二掌骨背侧皮瓣修复示意图

第七节

指伸肌腱修复术

【指征】

1. 新鲜的伸指肌腱断裂，或合并关节囊损伤者。
2. 陈旧的指伸肌腱损伤产生畸形、功能障碍，而关节被动活动正常或近正常者。

【麻醉】

采用局麻或臂丛阻滞麻醉。

【体位】

仰卧，患肢置于侧台上。于上臂扎气囊止血带。

一、近位指间关节指伸肌腱修复术（图 3-7-1）

【手术步骤】

1. 于近位指间关节背侧，以指伸肌腱损伤部位为中心，做长约 3cm 弧形切口，或延长原始损伤切口（图 3-7-2）。
2. 切开皮肤、皮下组织后，向两侧分离皮瓣，显露伸指肌腱断裂处。清创并用锐利刀片切齐两断端后，仔细地对端缝合（图 3-7-2）。然后，放松止血带，仔细止血，缝合切口。包扎后将患指固定于伸直位。

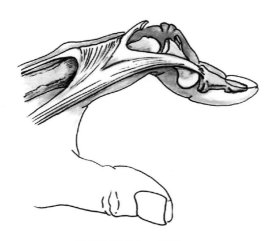

图 3-7-1　伸指肌腱损伤、断裂

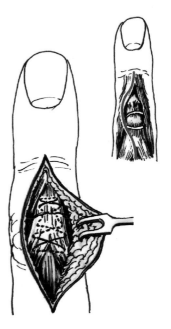

图 3-7-2　近位指间关节伸指肌腱
修复术切口入路

二、中央腱束修复术

【手术步骤】

1. 于患指背侧，以近位指间关间为中心做一 S 形或弧形切口，切开皮肤、皮下组织，向两侧分离皮瓣，显露指背的伸腱结构。可见断裂的中央腱束已被瘢痕组织所连接。探查两侧腱束亦损伤，不能利用修复中央腱束（图 3-7-3）。

2. 于前臂切取长约 8cm 的掌长肌腱，或筋膜条，备游离移植。将其于中节指骨中部穿过指伸肌腱下方（图 3-7-4）。两断端在近位指间关节背面交叉。然后，于近位指间关节伸直位，分别缝至近节指骨近段伸肌腱两侧的侧腱束上。其交叉部应与背侧关节囊缝合固定（图 3-7-5）。放松止血带，仔细止血，缝合切口。

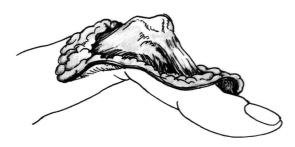

图 3-7-3　指背伸腱结构的显露

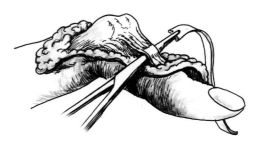

图 3-7-4　掌长肌腱穿过指伸肌腱下方示意图

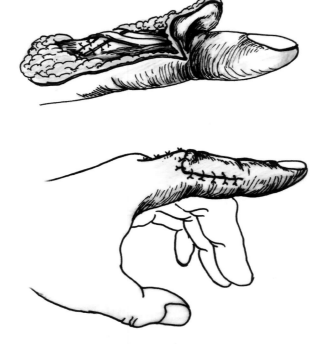

图 3-7-5　掌长肌腱缝合固定示意图

3. 当中央腱束断裂，而侧腱束正常时，可利用两侧侧腱束交叉缝合修复。于患指背侧做 S 形切口，显露指背伸腱结构。可将两侧腱束各做纵行切开，将其边缘一半于远端切断，保留近端。而后将所形成的两腱条在关节背侧交叉，将其远端各缝至对侧的侧腱束上（图 3-7-6）。放松止血带，仔细止血，缝合切口。包扎后将患指固定于伸直位 3 周。

三、锤状指修复术（图 3-7-7）

【手术步骤】

1. 于远位指间关节背侧做 L 形切口。切开皮肤、皮下组织，显露失去连接起来的伸腱损伤处并给予缝合（图 3-7-8）。由瘢痕组织连接的，将其近止点处切开，自近端连同瘢痕组织一起向近侧稍加剥离，切勿损伤关节囊和骨膜，更不要切除瘢痕。然后，在末节伸直位，将两肌腱断端紧缩或重叠缝合。

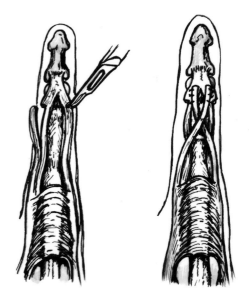

图 3-7-6 两侧腱束交叉缝合示意图

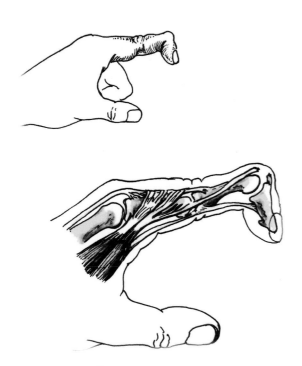

图 3-7-7 锤状指

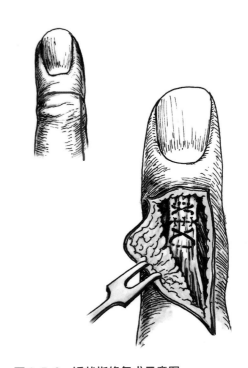

图 3-7-8 锤状指修复术示意图

2. 放松止血带，仔细止血，缝合切口，包扎后，用石膏或铝板将患指固定于屈近位指间关节，远位指间关节过伸位（图 3-7-9）。

3. 当锤状指合并撕脱骨折，骨片大于关节面 1/3 时，应切开复位，用不锈钢丝做抽出式缝合法固定，其他处理同前（图 3-7-10）。

【术后处理】

术后抬高患肢，2 周拆线，4 ~ 6 周去掉外固定，进行主动功能练习，并辅以理疗。

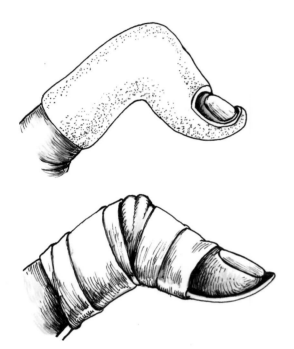

图 3-7-9　锤状指修复术后包扎及固定

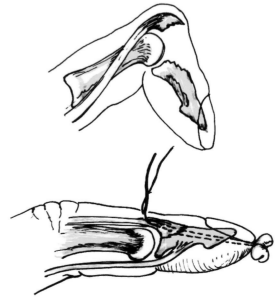

图 3-7-10　锤状指合并撕脱骨折及手术示意图

第八节

手部神经损伤修复术

....

【指征】

1. 新鲜的腕手部正中、尺、桡神经及指神经损伤者。
2. 陈旧的腕手部正中、尺、桡神经及指神经损伤产生手的畸形、功能障碍者。

【术前准备】

显微外科器械，无创伤针线，手术显微镜等。

【麻醉】

采用臂丛阻滞麻醉。

【体位】

仰卧，患肢置于侧台上。于上臂扎气囊止血带。

一、腕上正中神经不全损伤修复术

采用腕部弧形或 S 形切口，显露正中神经。于神经损伤的远、近侧健康处向损伤处仔细分离或在显微镜下游离。当神经完全断裂、缺损较少，屈腕后张力不大时，可做直接缝合；当断端缺损较多，不能直接缝合时，可施行神经移植修复；如部分神经损伤，治疗较为困难。应在手术显微镜下仔细分离出断裂的神经束，施行断裂神经束吻合（图 3-8-1）。

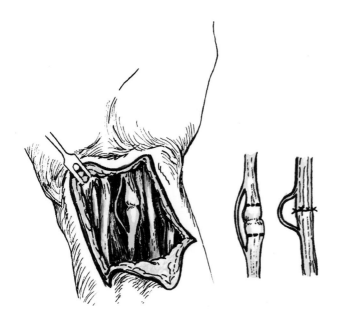

图 3-8-1 腕上正中神经不全损伤修复术
示意图

二、正中神经与尺神经损伤修复术

采用前臂掌侧纵弧形切口，显露正中神经与尺神经。当手术检查正中神经和尺神经为大段缺损时（图 3-8-2A、B），可牺牲尺神经，保留正中神经，希望恢复手部感觉。

1. 吻合正中神经与尺神经两近心端，根据需要长度切断尺神经（图 3-8-2C）。经过 4~6 周后，将尺神经逆转，其断端分为两束，分别与正中神经、尺神经的感觉支吻合（图 3-8-2D）。

2. 于尺神经断端的近心端切断与正中神经断端吻合（图 3-8-2E）。经过 4~6 周后，将尺神经向手部移动，其断端分为两束，分别与正中神经、尺神经感觉支吻合（图 3-8-2F）。

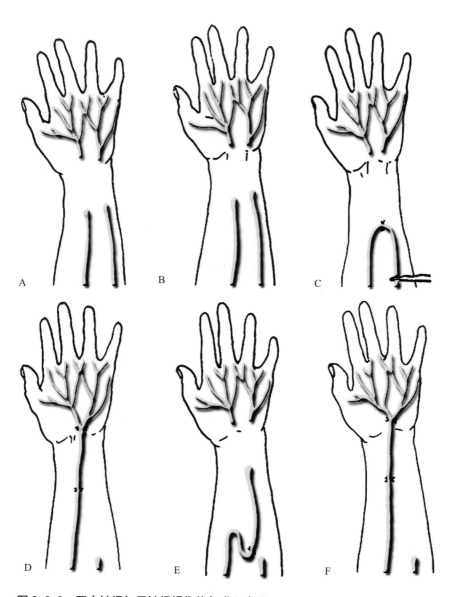

图 3-8-2 正中神经与尺神经损伤修复术示意图

三、掌部尺神经深支损伤修复术

采用腕掌侧纵弧形或 S 形切口。先于腕部显露尺神经，再向远侧游离，越过屈肌支持带上，将小指对掌肌及屈肌在近屈肌支持带之起点处切断，即可显露尺神经深支。切开屈肌支持带尺侧部分，显露腕骨浅层，切断神经两断端的神经瘤（图 3-8-3A）。为克服神经缺损，先行神经支干分离至腕骨近侧（图 3-8-3B）。而后将游离出来的尺神经的深支改道移位于腕骨内，最后与其远端吻合（图 3-8-3C、D）。在屈腕姿势下缝合屈肌支持带及切口，包扎后用前臂背侧石膏托固定4 周。

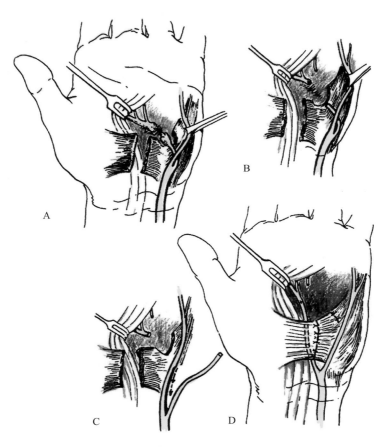

图 3-8-3　掌部尺神经深支损伤修复术示意图

四、手指神经损伤修复术

1. 右手示指切割伤、合并指神经断裂（图 3-8-4A）。
2. 清创并显露指神经两断端（图 3-8-4B）。
3. 神经对端吻合术（图 3-8-4C）。
4. 神经对端吻合完毕（图 3-8-4D）。屈曲指关节缝合创口。包扎后制动 4 周。

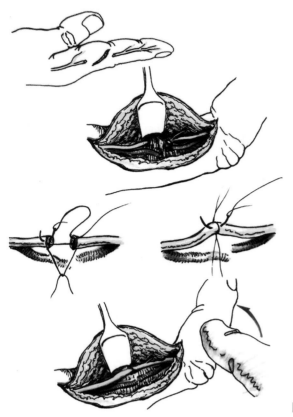

图 3-8-4　手指神经损伤修复术示意图

五、拇指复杂损伤修复术

　　拇指复杂损伤，既有神经损伤，又有软组织缺损伤。先切除瘢痕组织，显露指神经缺损远心端；形成中指尺侧带神经血管蒂的岛状皮瓣；通过掌部皮下隧道，将岛状皮瓣牵至拇指皮肤神经缺损区，令皮瓣移位来的神经与损伤区神经远断端吻合。最后，将皮瓣与其缺损区皮肤缝合（图 3-8-5）。

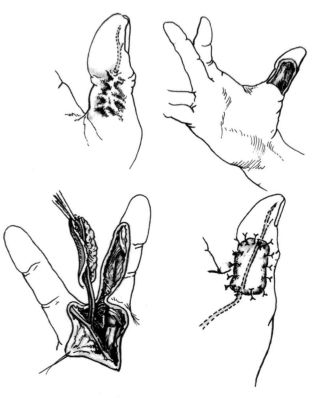

图 3-8-5　拇指复杂损伤修复术示意图

第九节

拇指对掌功能重建术

【指征】

1. 正中神经损伤无法修复，或经修复后半年至 1 年以上功能仍不见恢复者。
2. 前臂福尔克曼（Volkmann）缺血性肌挛缩，或脊髓灰质炎后遗症所致拇对掌功能障碍者。
3. 前臂屈肌（掌长肌、环指指浅屈肌）肌力正常或接近正常者。

【麻醉】

采用臂丛阻滞麻醉。

【体位】

仰卧，患肢置于侧台上。于上臂扎气囊止血带。

一、环指指浅屈肌腱移位术

【手术步骤】

1. 共需 3 个切口（图 3-9-1）。
切口①：于远侧掌横纹远方四掌指关节掌侧做短横切口；
切口②：于腕横纹近端做弧形切口；
切口③：于拇指掌指关节背桡侧做 S 形切口。

2. 先切开切口①，显露及切除一小段环指屈指肌腱鞘，用止血钳挑起指浅屈肌腱，拉紧后将其在远端切断；再切开切口②，将切断的环指指浅屈肌腱抽出（图 3-9-2），用温盐水纱布包好。

3. 切开切口③后，显露外展拇短肌和拇长伸肌腱。并经切口③向切口②做皮下隧道。再将环指指浅屈肌腱经皮下隧道自切口②引至切口③中，缝合切口①（图 3-9-3）。皮下隧道方向要求准确，而且宽度应适宜。过宽不能保证移位肌腱不发生侧方移动；太狭窄容易粘连。移位肌腱的方向要准确，如果偏掌侧，则使拇指腕掌关节及掌指关节屈曲；如偏背侧则起伸展作用。

4. 在屈腕伸拇位，将环指指浅屈肌腱拉紧、并调节好肌张力后，先与外展拇短肌缝合（外展拇短肌止点附近）。然后于拇指指间关节伸直位，

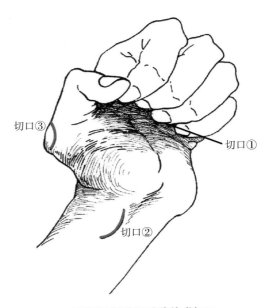

图 3-9-1 环指屈指浅肌腱移位术切口

再与拇长伸肌腱的尺侧缝合固定（图 3-9-4），使拇指处于外展、对掌及旋前位。这时活动腕关节，测试重建后拇指功能。如效果理想，切除多余的移植肌腱。

5. 最后，放松止血带，仔细止血，冲洗创口，缝合各切口（图 3-9-5）。包扎后用前臂石膏托固定于腕关节掌屈 30°，拇指外展对掌位。

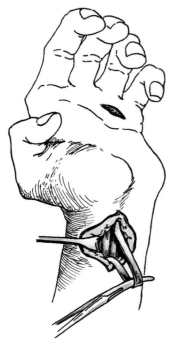

图 3-9-2　环指屈指浅肌腱移位术示意图

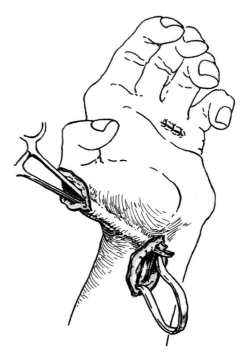

图 3-9-3　环指屈指浅肌腱移位术示意图

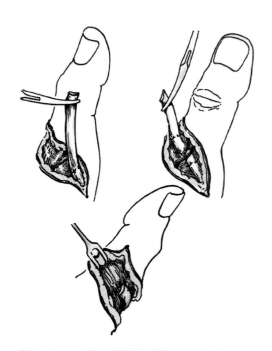

图 3-9-4　环指屈指浅肌腱移位术示意图

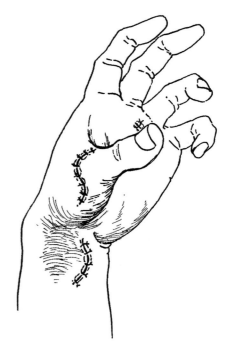

图 3-9-5　环指屈指浅肌腱移位术示意图

二、掌长肌腱移位术

【手术步骤】

1. 共需 2 个切口。

切口①：于患手腕掌部做 S 形切口。

切口②：于拇指掌指关节背桡侧做 S 形切口②。

切开切口①，游离皮瓣，显露掌长肌及其腱膜，并做切取计划（图 3-9-6）。

2. 游离掌长肌腱，并连带切下部分掌腱膜。在掌长肌腱近端，屈肌支持带近侧将该肌腱做适宜游离（图 3-9-7）。

3. 切开切口②，显露外展拇短肌和拇长伸肌腱，并经切口②向腕掌侧方向做皮下隧道与切口①汇合。具体操作方法与环指指浅屈肌腱移位术类同。然后，将取下的掌长肌腱及其部分掌腱膜自切口①通过皮下隧道引至切口②中。于屈腕伸拇位，将掌长肌腱拉紧，调节好肌张力后，先与外展拇短肌腱缝合，而后于拇指指间关节伸直位，再与拇长伸肌腱的尺侧缝合固定，使拇指处于外展，对掌及旋前位。经测试效果肯定，放松止血带，仔细止血，缝合各切口。包扎后用前臂石膏托固定于腕关节掌屈 30°，拇指外展对掌位（图 3-9-8）。

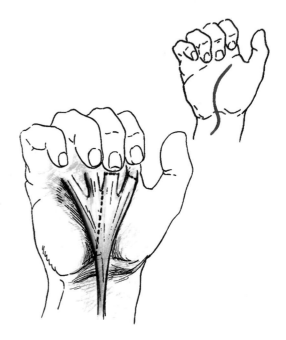

图 3-9-6 掌长肌腱移位术切口

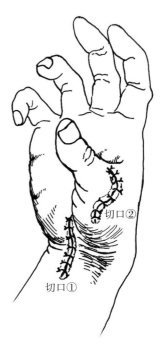

图 3-9-8 掌长肌腱移位术后缝合及固定

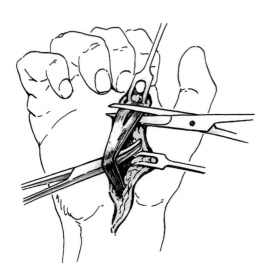

图 3-9-7 游离掌长肌腱并切下部分掌腱膜

三、尺侧腕屈肌移位术

【手术步骤】

1. 于腕上切口显露并切断拇短伸肌腱，自拇指掌指关节远侧切口牵出拇短伸肌腱（图3-9-9A）。

2. 于腕掌侧切口中显露并切断尺侧腕屈肌止点，稍加游离后，从切口向切口做皮下隧道，将拇短伸肌腱由切口经皮下隧道引至切口中。具体操作方法与环指指浅屈肌腱移位术类同（图3-9-9B）。

3. 于屈腕、拇指外展对掌位，拉紧尺侧腕屈肌腱，调节好肌张力后，与拇短伸肌腱缝合固定。放松止血带，仔细止血，缝合各切口，包扎后用前臂石膏托固定于腕关节屈曲30°，拇指外展对掌位（图3-9-9C）。

四、小指展肌移位术

【手术步骤】

1. 于手掌尺侧缘做8~10cm弧形切口①，显露小指展肌，将其在小指近节指骨基底及指伸肌腱帽上的两个止点切断，并向近端游离（图3-9-10A）。供应该肌的神经与血管位于小指展肌近端的桡背侧，分离时需小心保护。

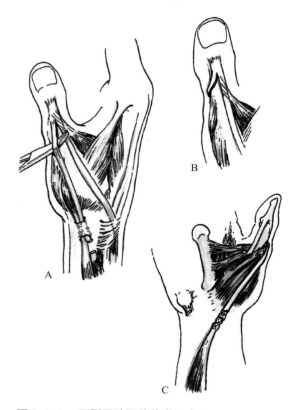

图3-9-9　尺侧屈腕肌移位术示意图

2. 于拇指掌指关节背桡侧做S形切口②，显露拇长展肌和拇长伸肌腱。在切口①与切口②之间做适宜宽度的皮下隧道，而后将小指展肌经皮下隧道引至切口②中，在屈腕、拇指外展对掌位，拉直小指展肌，调节好肌张力后，将两个断端分别与拇长伸肌腱、拇短展肌腱缝合固定（图3-9-10B）。

3. 也可以将两个断端同时固定于拇指外展对掌位最适宜的部位上（图3-9-11）。放松止血带，仔细止血，缝合各切口。包扎后用前臂石膏托固定于腕掌屈30°，拇指外展对掌。

【术后处理】

术后抬高患肢，2周拆线，3~4周后去掉石膏托，开始拇指功能练习，并辅以理疗。

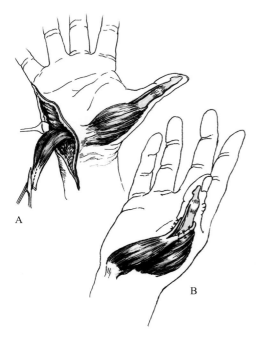

图 3-9-10　两断端与肌腱缝合固定示意图

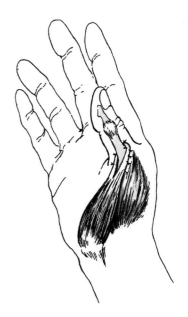

图 3-9-11　两断端于拇指外展
对掌位固定示意图

第十节

指浅屈肌腱移位术

【指征】

尺神经损伤无法修复，或经修复后半年至 1 年以上功能仍不见恢复；脊髓灰质炎后遗症致手内在肌瘫痪，而中、环指指浅屈肌正常或接近正常者。

【麻醉】

采用臂丛阻滞麻醉。

【体位】

仰卧，患肢置于侧台上。于上臂扎气囊止血带。

举例：左尺神经损伤晚期爪状手畸形（图 3-10-1）。

【手术步骤】

1. 于中、环指近节桡侧侧正中做切口①及切口②，显露并切除一段腱鞘。在指浅屈肌腱近端切断中、环指指浅屈肌腱。而后，在手掌部，平行远侧掌横纹做切口③，显露并切断掌腱膜。将中、环指指浅屈肌腱自掌部切口③抽出（图 3-10-2）。随即将两指浅屈肌腱各分成两束备用。

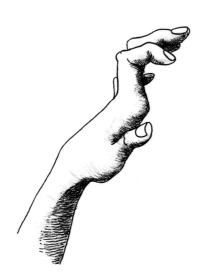

图 3-10-1　左尺神经损伤晚期爪状手畸形

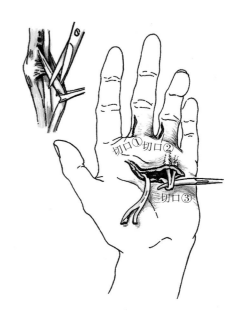

图 3-10-2　屈指浅肌腱移位术示意图

2. 再于示、小指近节桡侧侧正中做切口④和切口⑤，显露伸肌腱侧腱束。而后，将 4 个腱条均从蚓状肌肌管通过，由 4 个手指桡侧切口牵出（图 3-10-3）。于腕关节伸直位、掌指关节屈曲、指间关节略伸直位，将各腱条与指伸肌腱帽桡侧的侧腱束缝合固定。最后，放松止血带，仔细止血，缝合各切口。手术后的手姿势呈略屈掌指关节、略伸指间关节（图 3-10-4）。用前臂石膏托固定于掌指关节屈曲及指间关节伸直位。

【术后处理】

术后抬高患肢。2 周拆线，4~5 周去掉石膏托，开始手部功能练习，并辅以理疗。

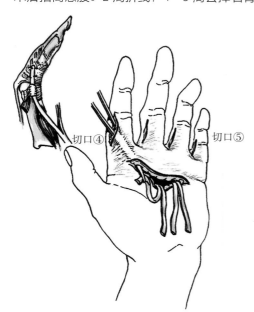

图 3-10-3　牵出腱条

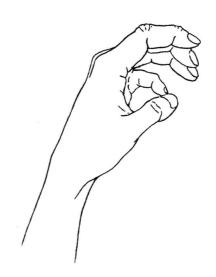

图 3-10-4　屈指浅肌腱移位术后固定

第十一节
断指再植术

【指征】

1. 指根部的断指或影响手功能较大的断指，应尽量争取再植。
2. 多个断指应争取再植，首先再植具有主要功能的手指，也可全部再植。

【术前准备】

1. 受伤后及时包扎伤口止血，伤后急救过程可在手术室进行，可缩短断指离断的时间。
2. 离断下来的断指，其断面亦应以清洁敷料包扎，以减少组织污染。
3. 若受伤地点距医院较远，转运时尽可能用最快的交通工具，并设法将离断的断指干燥冷藏保存。切忌将断指浸泡在任何液体中，包括生理盐水。
4. 止血带只在清创过程中使用，以减少出血，并使视野清晰，容易识别组织。

【麻醉】

采用臂丛阻滞麻醉或颈部硬膜外麻醉。

【体位】

仰卧位，患肢置于侧台上。
举例：双手 8 指离断伤（图 3-11-1）。

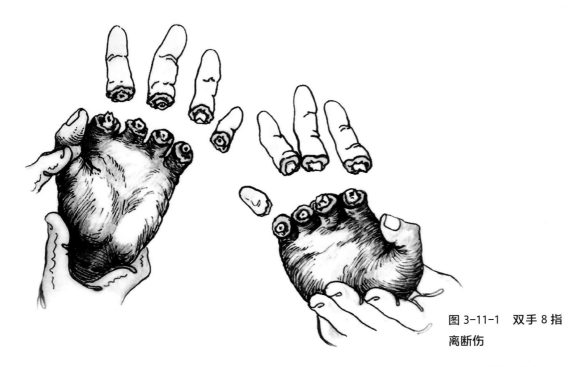

图 3-11-1　双手 8 指
离断伤

【手术步骤】

手术分 3 组同时进行。

A 组：清创组；B 组：右手再植组；C 组：左手再植组。

1. 清创：常规刷洗、消毒后，用小剪刀剪除失去活力的软组织，修整创缘。然后于两侧皮肤上各做补充切口以显露指动脉和指神经，先找到指神经，于其背侧即为指动脉。指静脉位于手指背侧皮下，应仔细寻找。根据解剖部位或清洗后手指断面皮下有暗红色的点状血迹，其中心可能是静脉断口，或冲洗指动脉时，在皮下有液体流出的地方，可见静脉断口。

对于切割伤所致的断指，创面整齐，可不做冲洗，对于不整齐伤所致的断指，选择不准备吻合的指动脉，用平针头插入血管腔中，注入肝素生理盐水溶液冲洗，直至回流出的液体澄清为止（图 3-11-2）。

2. 固定骨骼：根据血管神经的长度，将指骨相应缩短，一般缩短约 0.5cm，然后用克氏针固定（图 3-11-3）。

3. 缝合肌腱：在吻合血管之前，应先缝合指伸肌腱，用细丝线间断缝合指伸肌腱的中央腱束与侧腱束。再修复指屈肌腱，以利于手功能恢复（图 3-11-4）。

4. 吻合血管：通常吻合 1 根指动脉，2 根指静脉。为了保持清晰的手术野和减少出血，可首先吻合静脉。在手术显微镜下，用 10-0～11-0 无损伤针线，由内膜进针，针距为 0.5mm，缘距为 0.2mm，一般缝合 4～6针。再以同样方法吻合指动脉。放开血管夹，恢复断指血液循环。修剪指神经断端，对合后用 9-0～10-0 无损伤针线缝合神经外膜，一般缝合 3～4 针即可（图 3-11-5）。

5. 缝合皮肤：将皮肤修剪整齐或做几个 Z 字形皮瓣后，用丝线缝合皮肤（图 3-11-6）。

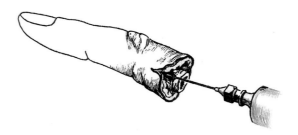

图 3-11-2 断指的清创处理

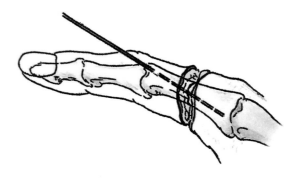

图 3-11-3 断指骨骼固定

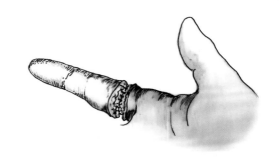

图 3-11-4 断指肌腱缝合

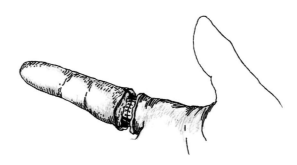

图 3-11-5 断指再植术示意图

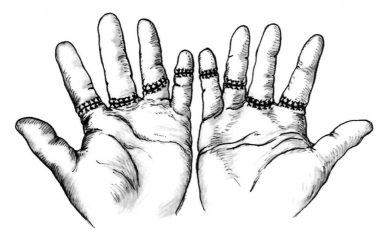

图 3-11-6　断指再植皮肤缝合

【术后处理】

1. 术后要严密观察患指血液循环，由于指血管细小，再植后容易形成血栓，发现问题后应及时手术探查或重新吻合血管。

2. 术后需及时应用防凝药及解痉药。

3. 扩血管治疗方面，可应用烟酸、妥拉唑林或丹参注射液等。

4. 术后应常规使用抗生素预防感染。

5. 断肢再植术后当麻醉作用消失时，常因疼痛而引起血管痉挛，故应及时镇痛治疗。

6. 术后需观察指体色泽、指体温度、毛细血管回充盈试验、指腹张力等。

7. 术后 3 周对再植手指的关节开始行功能锻炼。

第十二节

拇指再造术

【拇指缺损的分类】（根据拇指缺损水平分 4 类）

1. 自近节指骨远端缺损；

2. 自掌指关节缺损；

3. 经掌骨缺损；

4. 整个拇指包括大多角骨缺损。

【再造拇指的要求】

1. 再造拇指的位置，应尽量接近外展及对掌位，或能做外展及对掌动作，即呈 10°～15° 的屈曲和旋前位。并且要有良好的稳定性，才能发挥其功能作用。

2．再造拇指感觉要好，应具有良好的痛觉、温觉和实体感觉。尤其在末端掌尺侧面，更需有良好的感觉功能。

3．再造拇指长度要适宜，其长度最多与原来一样，一般认为，以较原来稍短些为好。

4．要有良好的血液供应。

5．有尽可能好的外观，避免过分臃肿。

6．手术次数少，痛苦小，疗程短。

一、第二趾游离移植术

【指征】

1．拇指完全缺损，或仅存近节指骨近端者；

2．拇指及其掌骨或大多角骨缺损者；

3．拇指和手指全缺损者。

【应用解剖】

（一）第二趾血管相连续的血管
从第二趾游离移植考虑，与第二趾血管相连续的血管可分4组。

1．足背动脉及其相连续的第一跖骨背动脉。

2．足背静脉：包括大隐静脉、足背静脉和跖背静脉。

3．跖骨底动脉。

4．与第二趾相邻二趾的趾动脉。

（二）分布于第二趾的血管
有4对，即4条动脉与4条伴行静脉。两对位于趾底两侧的皮下组织中，与趾足底固有神经伴行；两对位于趾背两侧的皮下组织中。这些血管在移植手术中无须显露，但应注意保护与其相连的血管和神经。

（三）分布于第二趾的神经有3组
1．足背内侧皮神经，与腓浅神经相连续，分布于趾背皮肤。

2．腓深神经，与足背动脉伴行，在第一趾骨间隙内位于骨间肌表面。

3．趾足底固有神经，与趾底总神经相续。前两组神经，对趾的感觉不重要，断后不必吻合。但趾足底固有神经极重要，必须分别吻合。

（四）分布于第二趾的肌腱
1．趾长、短伸肌腱，其作用均伸趾关节，故二腱均需解剖和缝接。

2．趾长、短屈肌腱，位于腱鞘内，其作用均屈指关节。由于趾长屈肌腱屈力较大，故只缝接该肌腱即可。

第二趾的跖趾关节由跖骨小头和第一趾骨底构成，关节活动度较大。

【术前准备】

（一）手术计划
1．检查病人全身情况，估计患者能否承受手术，摄X线片检查，明确拇指缺损类型。

2．确定供足及取趾数目。一次可移植 1 个或同时移植 2 个足趾。

3．确定足趾离断部位。单纯拇指缺损，自跖趾关节处离断，若掌骨同时缺损时，应从跖骨部位锯断，以跖骨重建掌骨。

4．确定骨骼衔接部位和方法。

5．确定血管吻合部位和走行，从而决定趾血管切断部位，以免血管长度不足。

6．根据受指部位中的肌腱、神经情况，确定足趾相应组织的切断部位。

（二）供趾选择

1．供趾可选择同侧或对侧的第二趾，后者更为合适。

2．供趾应正常而无感染。

3．术前应检查足背动脉和第一趾骨背动脉搏动情况，如足背动脉搏动良好，即可选用。由于第一趾骨背动脉较细，位置深浅不一，搏动不易测到。可用超声波血流计（Doppler）探测血管情况。

4．有下述情况者供足不宜选用。

（1）有过严重的外伤或疾病。

（2）有过多次或反复足背血管穿刺输液者。

（3）足背动脉搏动消失，用超声波亦不能探及者。

（三）准备患肢和供区皮肤

（四）特殊器械（图 3-12-1）

1．手外科器械、取皮刀。

2．手术显微镜及放大镜。

3．精细的器械　①微型血管绀；②持针器；③剪刀；④镊子；⑤微型针头；⑥血管靠拢器；⑦血管夹；⑧无创伤针线。

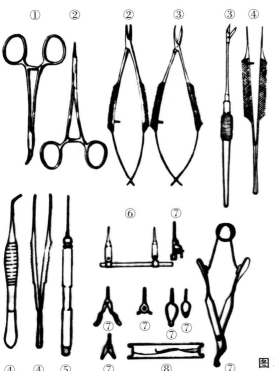

图 3-12-1　特殊器械种类

【麻醉】

采用颈部和腰部硬膜外麻醉或全麻。

【体位】

仰卧，患手置于侧台上。于气囊止血带下手术。

举例：拇指及其掌骨缺损的手术（图 3-12-2）。

【手术步骤】

分两组同时进行手术，解剖和游离第二趾。

1. 足背部切口：自第二趾根部至足背内侧做 Y 形切口，其足背部可呈 S 形，近端止于踝前（图 3-12-3A）。

跖侧切口：于第二趾根部的跖侧做 V 形切口（图 3-12-3B）。

2. 于背侧切口内解剖和游离与第二趾相连续的趾背静脉、足背静脉弓及大隐静脉。在第一、二跖骨小头间，有一来自足底的静脉旁支，纳入足背静脉弓内，将其分离切断（图 3-12-4A）。继之解剖和游离足背动脉，第一跖骨背动脉。后者至第一、二跖骨小头间，分为 3 条趾背动脉，分布于鿝趾两侧缘及第二趾的胫侧缘。随后，第一趾骨背动脉的终末支转向深部，与跖骨底动脉吻合。因此，缝接第一跖骨背动脉，跖骨底动脉，或邻趾的趾动脉，均可使第二趾获得足够的血供（图 3-12-4B）。为了保存这种解剖关系，在趾蹼间隙解剖时，应沿邻趾趾侧进行，以使趾蹼

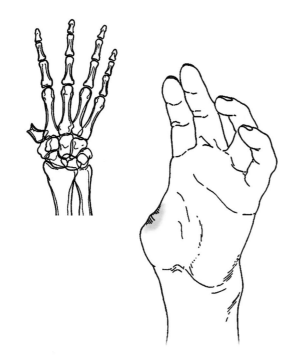

图 3-12-2　拇指及掌骨缺损

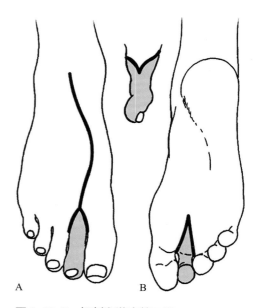

图 3-12-3　解剖和游离第二趾

A．解剖和游离第二趾足背部切口；

B．解剖和游离第二趾跖侧切口。

间隙中的软组织附着第二趾上，从而保护之。邻趾趾血管和神经也如此进行解剖分离，以保护分布于第二趾的血管和神经。腓深神经与足背动脉伴行，前行中位于第一跖骨间隙内；另有足背内侧皮神经位于血管腓侧。二者均分布于第二趾近节背侧皮肤。可于足背水平切断备用。

于跖侧切口内分别解剖和游离趾腓侧趾底动脉及伴行静脉、趾腓侧趾底固有神经、第三趾胫侧趾底动脉及伴行静脉及第三趾胫侧趾足底固有神经（图3-12-4C）。在此处解剖时，需靠近跨趾腓侧和第三趾胫侧进行，以免损伤分布于第二趾的趾血管和神经。后者不需进行解剖显露。

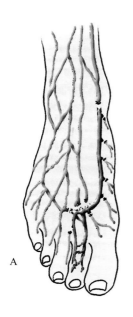
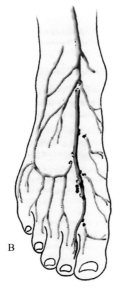
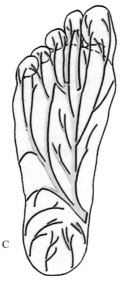

图 3-12-4　第二趾游离移植术示意图

A．足背静脉弓内足底静脉旁支分离切断；B．跖骨背动脉、底动脉或邻趾趾动脉的缝接；C．跖侧切口内解剖、游离相关血管及神经示意图。

第一跖骨背动脉因畸形或其他原因不能应用时，需将跨趾腓侧趾底动脉显露长些，以备缝接。再于此切口中，分别切断第一、二趾底总神经和第一、二趾底动脉及其伴行静脉。前者需游离至足够长度后予以切断，后者如不拟缝接，可于近跖趾关节处切断，否则需游离一定长度后予以切断。

3．再于足背侧切口内，游离第二趾伸肌腱，于近踝关节处切断趾长伸肌腱（图3-12-5A），于跖骨底部切断趾短伸肌腱，最后游离跖趾关节，第二趾背侧面全部被游离。当再造拇指同时需要重建第一掌骨时，应游离第二跖骨，于其适当部位用线锯将其截断，再沿第二跖骨远段向跖骨方向解剖，使这段跖骨与第二趾一并游离。再于跖侧切口中显露屈趾肌腱，切断趾短屈肌腱，向近侧游离趾长屈肌腱，最后于足底深处切断屈趾肌腱，尽量取长些（图3-12-5B）。

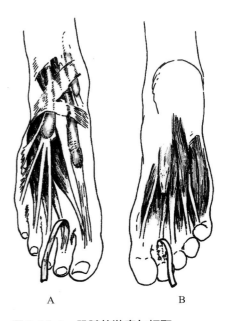

图 3-12-5　肌腱的游离与切取

A．伸趾长肌腱的游离与切断；
B．屈趾肌腱的切取。

4. 此时，第二趾仅有足背动脉和静脉与足相连，血供如图所示（图 3-12-6）。

5. 待手部解剖完成后，于踝关节处切断足背动脉和大隐静脉，使第二趾完全离体。足部创面应用邻近皮瓣和植皮修复。将切取下来的第二趾送交手部受区（图 3-12-7）。

6. 手部解剖显露　手部皮肤切口①、②、③（图 3-12-8）。

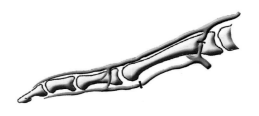

图 3-12-6　屈趾肌腱切取后足部血供

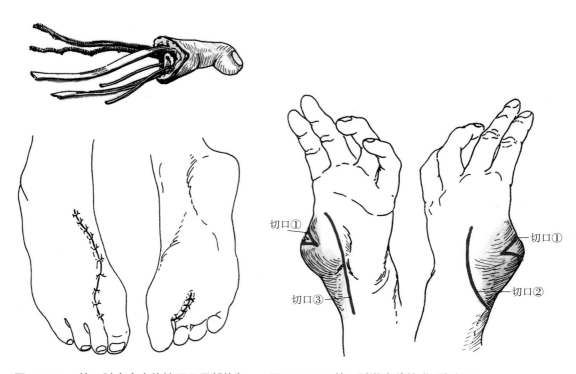

图 3-12-7　第二趾完全离体情况及足部修复　　图 3-12-8　第二趾游离移植术手部切口

7. 于切口 1 中，显露并修整拇指或掌骨的残端。保留其上的软组织和手内肌，以备与趾上的关节囊或相应的软组织缝接。如掌骨头软骨面完整时，将其保留，以备与趾关节囊缝合。如掌骨较短，可扩大髓腔，以备接纳植骨块。背侧的皮肤向两侧做潜行分离，以备接纳趾背皮瓣。于切口 2 中，显露头静脉及其他手背静脉、桡动脉、拇伸长肌腱、桡神经浅支。于 1、2 切口间做一较宽敞的皮下隧道，以接纳趾血管、伸趾肌腱与趾背皮神经通过（图 3-12-9）。

8. 于切口 3 中，显露拇指的两条指神经及拇长屈肌腱。或游离示指指浅屈肌腱（图 3-12-10）。

9. 可立即向足背动脉内缓缓注入肝素普鲁卡因溶液（肝素 50mg 加于普鲁卡因溶液 20ml 内），直至静脉断端流出的液体清晰为止。一般需灌洗 10ml，对解痉挛亦有效。也可用 12.5 单位 /ml 肝素等渗盐水溶液灌洗。作者认为亦可以不进行灌洗。而后将足趾与拇指残端暂时对接，以验证新建拇指长度是否合适，能否与手指对指，皮肤能否缝合，骨骼能否衔接等。一切理想时，

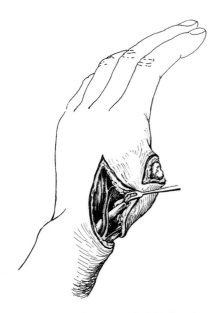

图 3-12-9 第二趾游离移植术示意图

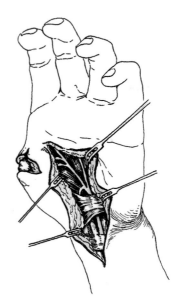

图 3-12-10 第二趾游离移植术示意图

将足趾骨骼与残指相接，以克氏针交叉固定（图 3-12-11A），使其向掌面旋转 15°，以利于对指；如存在跖趾关节时，应将跖骨与掌骨固定（图 3-12-11B）；如拇指掌骨头完整时，则将趾带下的关节囊与拇指残端关节囊或相应的软组织缝合（图 3-12-11C）；如拇指的掌指关节完好时，应保留其掌指关节结构（图 3-12-11D）。

10. 将肌腱、神经、血管先后通过手背及手掌的皮下隧道，并在与之缝接的相应组织附近做临时缝合包扎固定，以防扭转。通过隧道时，除避免经过组织间隔外，亦应防止扭转。然后吻合血管。一般仅有一条动脉和一条静脉相吻合，吻合部位在解剖鼻烟壶。少数足趾，因足背动脉无法应用，只好应用其趾动脉，或其跖骨底动脉，或踇指腓侧趾底动脉，与拇主要动脉、指动脉、指总动脉或掌浅弓吻合。静脉则均是足背静脉与头静脉或手背静脉吻合，缝接部位亦在鼻烟壶附近。在手术显微镜或放大镜下，以 9-0～11-0 无创伤针线对端间断缝合法，先吻合静脉，后吻合动脉。放开血管夹后，新建拇指即红润，毛细血管充盈良好。然后吻合伸趾肌腱与拇长伸肌腱，其张力略大些，以防新建拇指屈曲畸形（图 3-12-12）。

11. 于手掌侧切口中，在鱼际部位，将拇

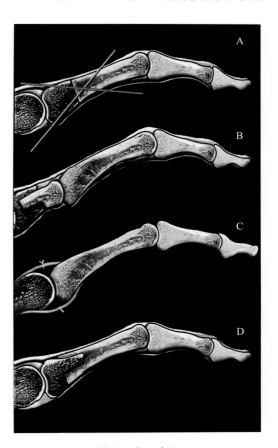

图 3-12-11 相关骨固定示意图

A. 足趾骨骼与残指克氏针固定；B. 跖骨与掌骨固定；C. 关节囊缝合；D. 掌指关节结构。

长屈肌腱与趾长屈肌腱吻合。再将拇指的 2 条神经分别与 2 条趾神经或趾底总神经吻合。在手术显微镜下，以 9-0 无创伤针线做神经外膜间断缝合，每条神经缝 4 针。依同法，在手背将趾背皮神经（足背内侧皮神经）与桡神经浅支缝合（图 3-12-13）。

 12．用生理盐水冲洗创口，先缝合手背侧切口（图 3-12-14）。

 13．再缝合手掌侧切口（图 3-12-15）。如拇指残端皮肤较紧，可在其与足趾相接处的掌面移植皮片，以增大新建拇指根部的皮肤周径，以利于血液循环。

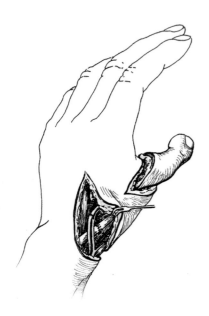

图 3-12-12　第二趾游离移植术示意图

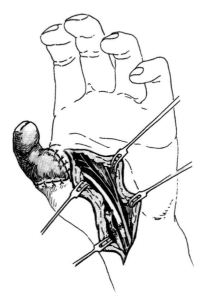

图 3-12-13　趾背皮神经与桡神经浅支缝合示意图

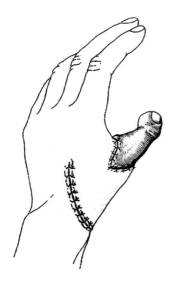

图 3-12-14　第二趾游离移植术缝合示意图

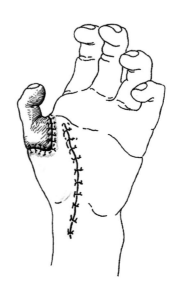

图 3-12-15　手掌侧切口的缝合

14. 用多层纱布和棉垫包扎患手，外用石膏夹或塑料壳固定（图 3-12-16）。

【术后处理】

1. 病人卧于观察室内，室温保持在 25℃以上，或用烤灯保温，以防血管痉挛。

2. 抬高患肢，以略高于心脏水平为宜。

3. 定期测试皮温，毛细血管充盈试验及观察肤色、肿胀情况等。

4. 保留颈部硬膜外导管 3 天，每 3～6 小时注入0.1% 地卡因 5ml，以防治神经痛和血管痉挛。

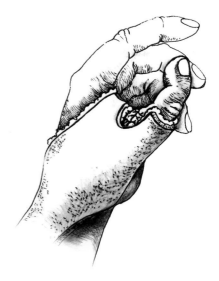

图 3-12-16　第二趾游离移植术后固定

5. 应用血管扩张药物等，罂粟碱 30mg 每小时注射；阿司匹林 0.5g，每日 3 次，连续 6 天。还有潘生丁、哈里多、妥拉苏林等。低分子右旋糖酐 500ml，1 日两次，连续 6 天，以后每日 1 次，再用 5 天。

6. 置放引流者，术后 48 小时拔出引流物，10～14 天拆线，更换前臂管形石膏固定。术后3 周鼓励病人主动屈伸再造的拇指，8 周去掉石膏外固定，开始功能练习，并辅以理疗、体疗。骨愈合后取出克氏针。

7. 为预防感染，术后应用有效抗生素注射。

二、示指移位术

【指征】

第一掌骨部分缺损或完全缺损的拇指，或同时示指因外伤缺损短缩者，如残留在第一掌骨上的内在肌（拇短展肌、拇内收肌及第一背侧骨间肌等）功能较好，示指神经、血管、骨关节正常，局部皮肤良好者适应证更强。

【术前准备、麻醉、体位】

参考第二趾移植术的有关内容。

【手术步骤】

1. 于示指基部做弧形皮瓣Ⅰ，在背侧略呈现三角形，于拇指残端背侧做皮瓣Ⅱ。当示指移位后，Ⅰ、Ⅱ皮瓣位置互换（图 3-12-17）。

2. 切开并游离两个皮瓣，显露手背静脉，伸肌腱及第一背侧骨间肌。游离示指的静脉，将通向中指的静脉结扎切断。保留移位示指静脉。将伸肌腱保留一定长度后切断（图 3-12-18）。

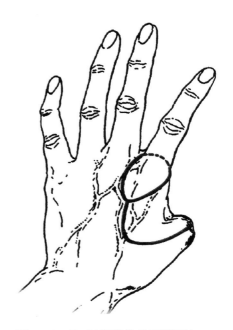

图 3-12-17　示指移位术皮瓣设计

3. 于掌侧切口中，显露并游离示指总动脉、静脉及神经。将通向中指桡侧的指动、静脉结扎切断。为充分游离神经，可于示、中指的指总神经分叉部切开神经外膜，向近端做支干分离，直至示指移位后神经不受牵拉为止（图3-12-19）。

4. 于第一掌骨残端做十字形切口，将瘢痕及骨膜稍向近侧剥离，用骨刀切除部分掌骨，制成新鲜骨创面。再于示指桡侧切断第一背侧骨间肌的止点，于其尺侧切断第一掌侧骨间肌止点（图3-12-20）。

5. 保护伸肌腱及其腱帽组织，剥离示指第一指节基底部骨膜，于第一指节的近端截断，同时截除长约1.5cm一段掌骨，并将掌骨断端修造成斜面（图3-12-21）。

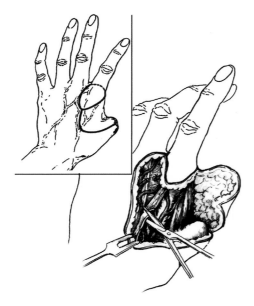

图 3-12-18　适度保留并切断伸肌腱示意图

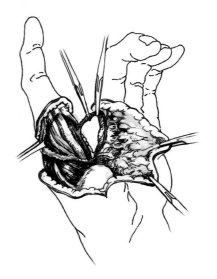

图 3-12-19　示指移位术示意图

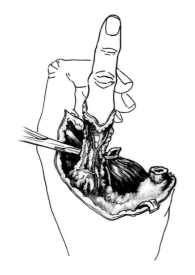

图 3-12-20　切断第一掌侧骨间肌
止点示意图

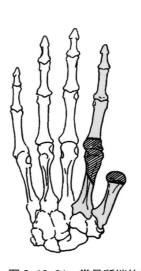

图 3-12-21　掌骨断端的修造

6. 将截除的一段掌骨修造成骨栓，插入第一掌骨髓腔内。然后，将第一背侧骨间肌从示指背侧静脉深面牵向示指尺侧，同时将示指移至原拇指处，屈曲10°～15°，对掌位，插在骨栓上或以2枚细克氏针交叉固定（图3-12-22）。

7. 示指移位后，将保留在两端周围骨膜，瘢痕组织等软组织缝合，将第一背侧骨间肌与示指尺侧原第一掌侧骨间肌断端缝合；第一掌侧骨间肌缝在中指桡侧第二背侧骨间肌止点处（图3-12-23）。

8. 手指伸肌腱与拇长伸肌腱近端缝合；拇短展肌残端与第一背侧骨间肌止点处断端缝合（图3-12-24）。

9. 放松止血带，仔细止血，观察新建拇指血液循环。将皮瓣Ⅰ、Ⅱ交换位置后覆盖创面，皮瓣Ⅱ形成新的虎口（图3-12-25）。如皮瓣面积不足，可行中厚皮片移植修复创面。用前臂石膏托固定。维持新建拇指于外展对掌位。

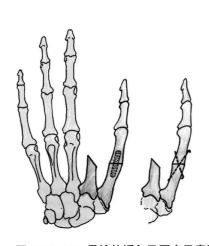

图 3-12-22　骨栓的插入及固定示意图

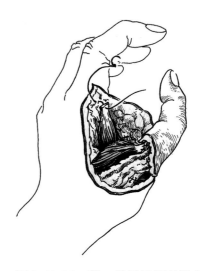

图 3-12-23　第一掌侧骨间肌缝合固定示意图

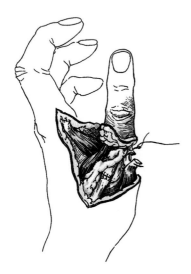

图 3-12-24　肌腱及拇短展肌缝合固定示意图

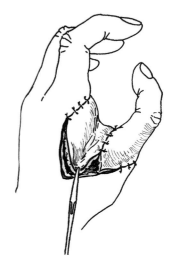

图 3-12-25　示指移位术的缝合与修复

【术后处理】

1. 术后抬高患肢，减少水肿，严密观察新建拇指的血液循环。
2. 术后 2 周拆线，更换轻便短臂管形石膏，直至骨愈合。去掉石膏后，进行功能练习。

三、前臂岛状皮瓣植骨拇指再造术

【指征】

拇指自掌指关节或近端指节部分缺损，掌腕关节或掌指关节功能正常者。

【术前准备、麻醉、体位】

参考手部缺损伤前臂逆行岛状皮瓣修复术有关内容。

【手术步骤】

举例：拇指部分缺损。

1. 于拇指残端做十字形切开，将瘢痕及骨膜稍向近侧剥离，用骨刀切除部分指骨，制成新鲜骨创面（图 3-12-26）。

2. 于患肢前臂设计，并切取前臂逆行岛状皮瓣。具体设计和操作方法，详见手部缺损伤前臂逆行岛状皮瓣修复术有关内容。同时取自体髂骨块，修造后嵌入拇指指骨髓腔中（图 3-12-27），或以一枚克氏针贯穿固定。

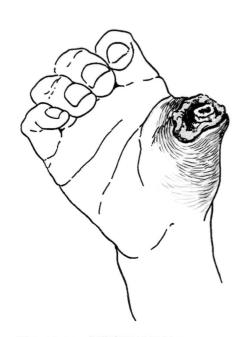

图 3-12-26　拇指部分缺损创面

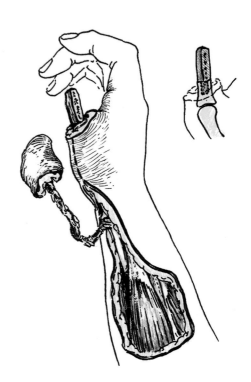

图 3-12-27　自体髂骨块的修造及嵌入

3. 然后将前臂岛状皮瓣牵向拇指处，先形成皮管，再将其套在拇指植骨块上，使缝合处位于拇指背桡侧。然后将皮管近侧皮肤与皮缘缝合固定（图 3-12-28）。最后，放松止血带，仔细止血，缝合前臂切口，供皮区继发创面用中厚皮片游离移植覆盖。包扎后用前臂石膏托固定，维持新建拇指外展对掌位。

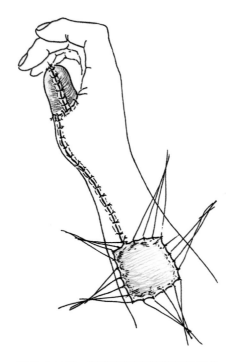

图 3-12-28　前臂岛状皮瓣的修复缝合

【术后处理】

同示指移位术。

四、皮管植骨拇指再造术

【指征】

1. 拇指完全缺损，或合并第一掌骨部分缺损，其余 4 指正常者。
2. 病人要求选用此术式。

【术前准备】

除一般准备外，应准备胸部或腹部及大腿部皮肤。如需取髂骨植骨，则还应准备髂区备皮。

【麻醉、体位】

同第二趾游离移植术。

【手术步骤】

1. 彻底清创，显露指骨残端，并适当扩大髓腔。而后，自髂骨嵴切除骨块，修剪成相应大小和形状，但要保留骨块上的骨膜，便于缝合固定。再将骨块插入第一指残端髓腔中，与周围软组织缝合固定（图 3-12-29）。

2. 于对侧肩胸部形成长 10cm、宽 7~8cm 的单蒂皮管。而后，将拇指连接于肩胸部皮管中（图 3-12-30）。注意皮管的纵行瘢痕应位于再造拇指的背侧或桡背侧，以免日后瘢痕增生或形成溃疡。

3. 在第一次手术 4 周后，将皮管的肩胸端断蒂（图 3-12-31）。使掌侧皮肤长于背侧皮肤，缝合切口。通常再造拇指较正常的略短。手术完成后，用前臂功能位石膏托固定。

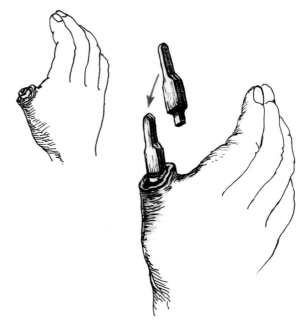

图 3-12-29　皮管植骨拇指再造术示意图

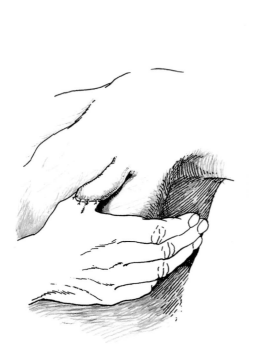

图 3-12-30　皮管植骨拇指再造术示意图

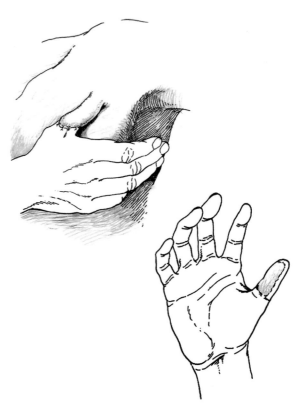

图 3-12-31　皮管断蒂

【术后处理】

1. 术后抬高患肢，皮管血运障碍时，应及时处理，给予保温、按摩、高压氧等治疗。8~12周去掉石膏托。经X线片证实骨愈合后，逐渐开始功能练习。

2. 为了恢复再造拇指的感觉或增加血液循环、手术半年后，可施行神经血管蒂皮瓣移植术。

【讨论】

应用皮管植骨拇指再造，可修复不同长度的拇指缺损。但由于再造的拇指没有感觉功能，血液循环较差，容易致伤，一旦损伤则形成久治不愈的溃疡；另外没有关节，其活动功能亦较差，因此很少被采用。自从开展神经血管蒂皮瓣移植手术以来，则克服了这些缺点，不仅缩短了疗程，而且改善了感觉和血液循环。目前，此手术仍为拇指再造的方法之一。

第十三节

神经血管蒂皮瓣移植术

【指征】

1. 皮管植骨拇指再造术后或因外伤所致指端感觉障碍、血运较差者。

2. 拇指或示指感觉缺失，其神经无法修复或修复后感觉仍未恢复者。

供皮区选择：通常选用中、环指的尺侧。

【麻醉、体位】

同示指移位术。

【手术步骤】

1. 于环指远端指腹尺侧，画出1cm×2cm长圆形皮瓣，再沿手指侧正中线画线直达手掌部并弯向桡侧。又于再造拇指对掌位置上，画出与环指尺侧皮瓣等大轮廓（图3-13-1）。

2. 沿画线先在环指和掌部切开，小心游离神经血管束，再于指腹形成皮瓣。继续游离指总神经血管及环指尺侧神经血管束，自掌部开始连同部分脂肪组织一并向远端游离至环指皮瓣处。结扎，切断小分支和小指桡侧固有动脉。形成神经血管蒂皮瓣（图3-13-2）。

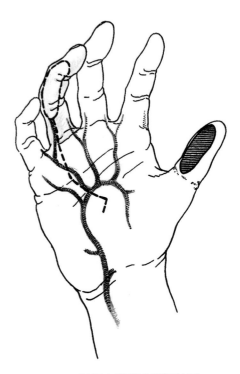

图 3-13-1 神经血管蒂皮瓣设计图

3. 于手掌部两切口间做成皮下隧道。将神经血管蒂皮瓣经皮下隧道牵至拇指切口中（图 3-13-3）。注意切勿扭转和压迫蒂部，以免影响皮瓣血运。

4. 放松止血带，仔细止血，当观察皮瓣血运良好时，将神经血管蒂皮瓣结节缝合于拇指创面上。供皮区创面用全厚层皮片移植，缝合各切口（图 3-13-4），包扎后用前臂功能位石膏托固定。

【术后处理】

术后抬高患肢，使皮瓣外露，随时观察血运和感觉。逐渐恢复患指感觉功能。并且鼓励病人使用和锻炼患指，以促进感觉功能恢复。

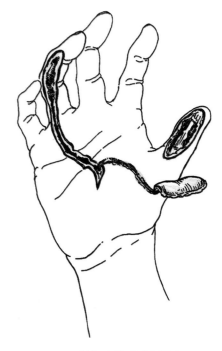

图 3-13-2　神经血管蒂皮瓣的切取

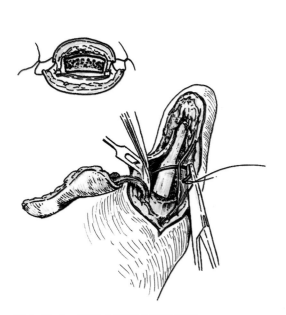

图 3-13-3　神经血管蒂皮瓣的迁移

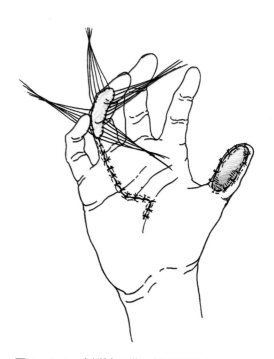

图 3-13-4　皮瓣以及供区创面的缝合

第十四节

手部缺损伤前臂逆行岛状皮瓣修复术

【指征】

1. 手部需要皮瓣修复的缺损，或不能用局部及邻指皮瓣修复者。
2. 手部不规则的缺损，或特别复杂部位的缺损，用远隔带蒂皮瓣难以修复者。

【术前准备】

1. 详细询问病史，了解患手的损伤程度，分析手掌部血管弓损坏情况，必要时摄 X 线片检查。
2. 必须检查尺、桡动脉的血流动态，仔细测定桡动脉和做艾伦试验（Allen's test）（图 3-14-1）。必要时进行血管造影检查。

【麻醉】

采用臂丛阻滞麻醉。

【体位】

仰卧，患肢置于侧台上。于上臂扎气囊止血带。

举例：左示指瘢痕挛缩屈曲畸形（图 3-14-2）。

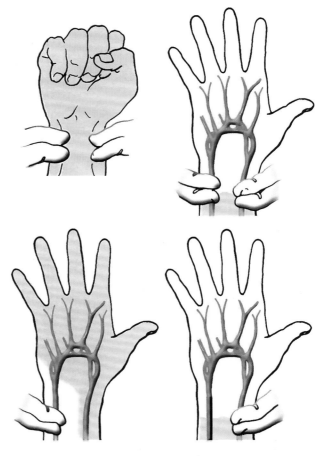

图 3-14-1　检查尺、桡动脉血流动态

【手术步骤】

1. 根据手部缺损区的面积、形状及内容设计供皮区的皮瓣。以桡动、静脉为蒂，于皮瓣的纵轴线上形成岛状皮瓣，而后逆行倒转至手部的缺损区。彻底切除示指瘢痕组织后，用塑料膜制做出模样；先测定缺损区的近侧端至腕横纹处桡动脉搏动点的距离，以此距离为准，再进一步测出自桡动脉搏动点开始，沿桡动脉走行向近心侧画出血管蒂的长度。而后，按照已制作的模样大小、形状，在其近侧端画出与原缺损相同的逆向图（图 3-14-3）。

2. 沿设计画线切开皮肤，皮下组织直至深筋膜。先解剖游离血管蒂，保护桡动、静脉。在游离皮瓣过程中，应随时将切开的深筋膜与皮瓣的皮下组织缝合固定，以保护桡动、静脉与皮瓣间的联系，切断、结扎与皮瓣无关联的血管分支。血管蒂与皮瓣完全游离完毕后，用血管夹阻断近端血流，放松止血带，观察皮瓣血运，确定皮瓣血运良好后，再切断血管束（图 3-14-4）。

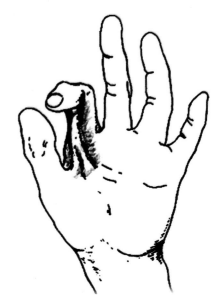

图 3-14-2 左示指瘢痕挛缩屈曲畸形示意图

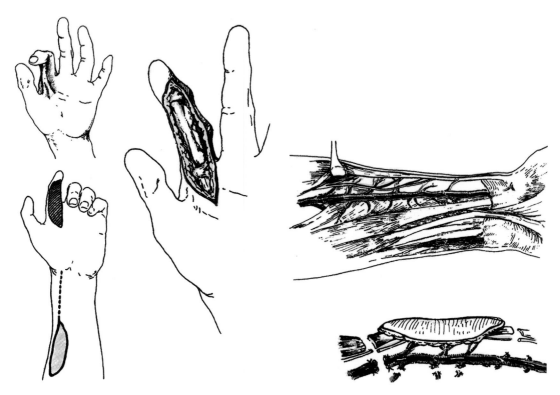

图 3-14-3 前臂逆行岛状皮瓣的设计

图 3-14-4 切取前臂逆行岛状皮瓣

3. 供皮区继发创面，可用中厚皮片覆盖。同时，自手指切口向前臂切口做皮下隧道，将前臂岛状皮瓣经皮下隧道牵至示指创面上（图 3-14-5）。

4. 检查皮瓣血管蒂无扭转受压后，妥善地安放在手指受皮区内，而后与创缘缝合（图 3-14-6）。患手置于功能位，予以包扎。

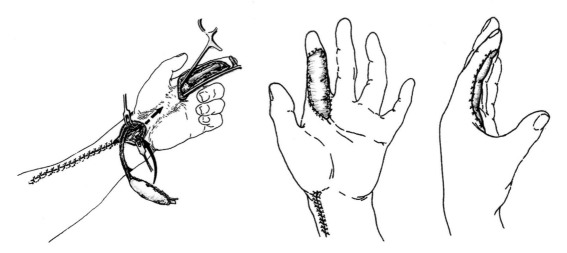

图 3-14-5　移植前臂逆行岛状皮瓣　　　　图 3-14-6　缝合前臂逆行岛状皮瓣

【术后处理】

术后抬高患肢，严密观察皮瓣的血液循环，如发现问题，及时处理。2 周拆线，开始功能锻炼。

【讨论】

1. 前臂逆行岛状皮瓣移植方法简单易行，不需要特殊设备和条件。任何复杂外伤和部位均可应用。矫正畸形彻底，固定方便，仅一次手术即可完成。本法具备游离皮瓣移植的优点。皮瓣与手部皮肤相似，外形丰满且不臃肿。但本手术破坏了一条重要的桡动脉，对手的血供有一定影响，而且前臂形成较大瘢痕，不美观。因此，应慎重选用。

2. 尺、桡动脉在手掌部形成血管弓，由于动脉血流均可逆向流动。因此，任选其一，手部血运不致受损。为了手术成功，术前必须进行尺、桡动脉的血流动态测定，手部血管弓正常者是手术最佳条件。

本手术成功的关键是仔细地游离血管束和保护皮瓣上的血管分支，在形成皮瓣过程中随时缝合固定，不可脱离。桡动、静脉血管束位置表浅，容易分离。但位于近侧切取皮瓣时，要保护从肱桡肌深层发出的血管支。

手术要注意以下几点：

（1）仔细解剖游离血管束，直至腕横纹的桡动脉的搏动点，结扎一些不重要的小血管支，有利于蒂部翻转。

（2）防止血管束翻转点受压，扭转角度不超过 180°。

（3）血管蒂的长度必须比实际距离长1～2cm。

（4）皮瓣较大通过皮下隧道有困难时，可以切开皮肤，较为安全。

3. 缺损区如为复合组织缺损时，可以在皮瓣移植的同时，修复肌腱和神经，其方法有两种。

（1）与皮瓣一同切取，一同移植（图3-14-7）。

（2）游离肌腱或游离神经移植时，应用逆行岛状皮瓣覆盖修复（图3-14-8）。

4. 骨间背侧动脉岛状皮瓣

（1）应用解剖：前臂骨间背侧动脉位于尺侧伸腕肌、小指固有伸肌与指总伸肌之间深筋膜深层，近端与骨间背侧神经伴行，在腕部与腕背侧关节网吻合，皮肤穿支部位在前臂上、中1/3（图3-14-9）。

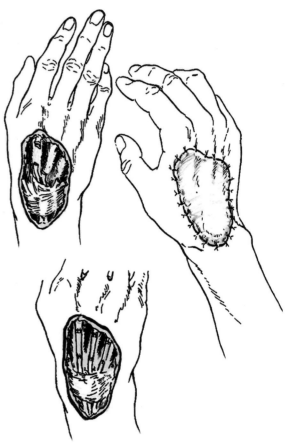

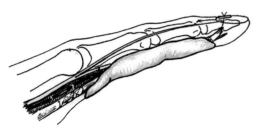

图3-14-7 皮瓣移植修复方法1　　**图3-14-8 皮瓣移植修复方法2**

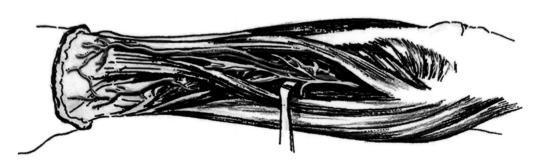

图3-14-9 皮瓣位置解剖示意图

（2）设计皮瓣：前臂骨间背侧动脉的体表投影为尺骨茎突与肱骨外上髁的连线，根据供区软组织缺损形态、大小，以骨间背侧动脉体表投影线作为皮瓣的轴线，用亚甲蓝画出皮瓣轮廓（图 3-14-10）。

（3）切取皮瓣：于血管蒂部纵行切开皮肤、深筋膜，在尺侧伸腕肌、小指固有伸肌的桡侧解剖出骨间背侧动脉，然后将皮肤切口延伸切开皮瓣一侧缘皮肤，深筋膜，显露出皮肤穿支后切取皮瓣（图 3-14-11）。

（4）转移皮瓣：经皮下隧道将皮瓣逆行转移到虎口部受区（图 3-14-12）。

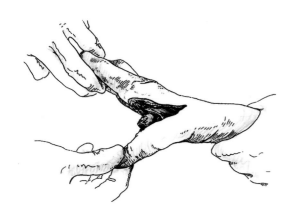

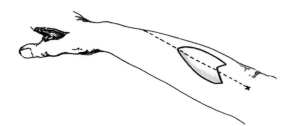

图 3-14-10　皮瓣设计图

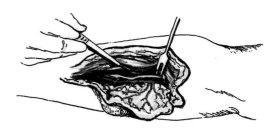

图 3-14-11　皮瓣的切取

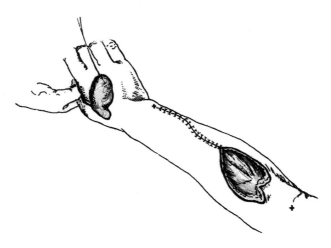

图 3-14-12　皮瓣的转移

（5）供区植皮：供区继发创面以中厚皮片游离移植修复（图 3-14-13）。

（6）术后虎口情况（图 3-14-14）。

骨间背侧血管不是前臂的主要血管，切取皮瓣后对手部血供影响不大且血管比较恒定，蒂长，可逆行转移至掌指关节以远，皮瓣质地好。因近端有骨间背侧神经伴行，解剖时要慎重，避免将其损伤。

5. 尺动脉腕上皮支岛状皮瓣

（1）应用解剖：尺动脉腕上皮支在尺动脉的起点位于豌豆骨近端 3.5cm，在尺动脉尺侧发出，经尺侧腕屈肌深侧，沿深筋膜下向近端走行（图 3-14-15）。

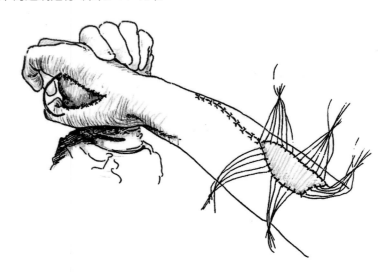

图 3-14-13　供区植皮修复

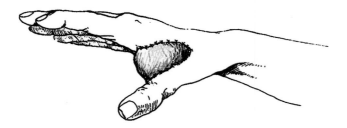

图 3-14-14　术后虎口情况

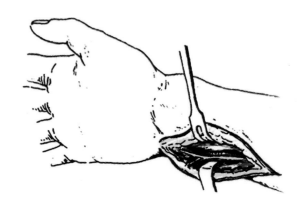

图 3-14-15　尺动脉腕上皮支岛状皮瓣解剖示意图

（2）设计皮瓣：尺动脉腕上皮支的体表投影为豌豆骨与肱骨内上髁的连线。根据供区软组织缺损形态、大小，用亚甲蓝画出岛状皮瓣蒂部的旋转原点、血管蒂的走行及皮瓣的轮廓（图 3-14-16）。

（3）切取皮瓣：在血管蒂部纵行切开皮肤，深筋膜，牵开尺侧腕屈肌腱，显露尺动脉、静脉，找到尺动脉腕上皮支的发出部位，并顺行解剖达皮瓣，蒂部可保留部分筋膜组织（图 3-14-17）。

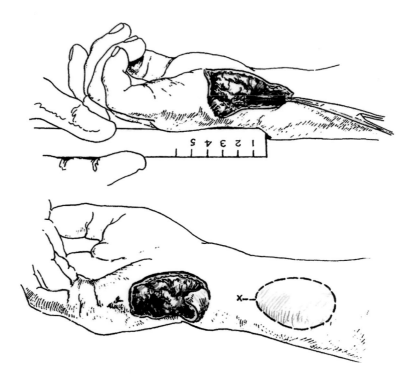

图 3-14-16　尺动脉腕上皮支岛状皮瓣设计

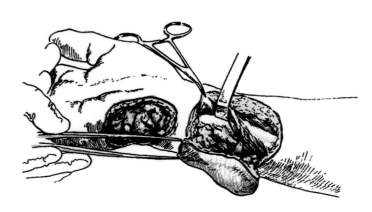

图 3-14-17　尺动脉腕上皮支岛状皮瓣切取

（4）转移皮瓣：经皮下隧道或切开皮肤，逆行转移至手部创面。供区继发创面以中厚皮片游离移植修复（图 3-14-18）。

切取尺动脉腕上皮支皮瓣不损伤前臂主要血管，对手部血供无影响。血管解剖恒定，皮瓣部位比较隐蔽。但血管蒂长度有限，逆行转移到掌指关节以远的受区受到限制。血管口径小，不宜做游离皮瓣移植。

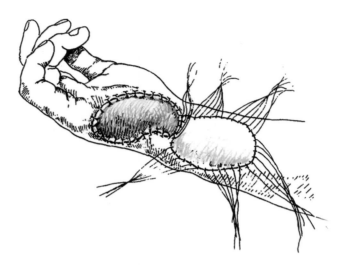

图 3-14-18　皮瓣的转移及供区创面修复

第十五节

手部指间关节融合术

【指征】

1. 损伤或病变所致关节疼痛、关节破坏、畸形强直；关节内骨折后关节面不整齐；陈旧性关节脱位；骨性关节炎及关节动力腱损伤无法修复者（图 3-15-1）。

2. 烧伤后关节极度屈曲畸形，功能障碍者。

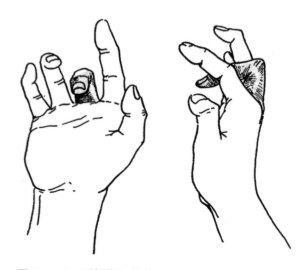

图 3-15-1　近侧指间关节畸形

同腕关节融合术。

一、近侧指间关节融合术

【手术步骤】

1. 于近侧指间关节背面做横行或纵行切口,或采用指侧正中切口。切开皮肤、皮下组织后,于关节间隙相应部位横行切断已破损的中央腱束、侧腱束及关节囊,保留掌侧副韧带。向两侧分离关节囊,显露关节。用骨刀切去关节软骨面(图 3-15-2)。

2. 或用咬骨钳将近侧骨端制成凹面;远侧骨端制成凸面,形成杵臼关节形态。或两侧骨端均做平面切除。

3. 将骨断面对合严密,当指间关节呈功能位时,以细克氏针做交叉固定。周围植以碎骨屑,以利于骨愈合(图 3-15-3)。然后,放松止血带、仔细止血。将残留的关节囊与肌腱缝合,稳定近侧指间关节,最后缝合切口。

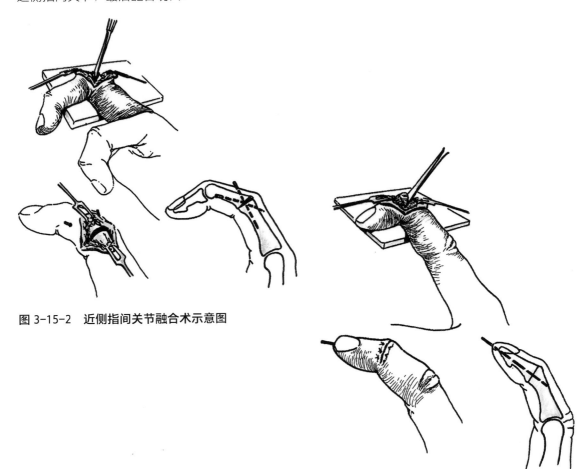

图 3-15-2　近侧指间关节融合术示意图

图 3-15-3　近侧指间关节融合术示意图

二、远侧指间关节融合术

【手术步骤】

1. 于远侧指关节背面做横行或直切口。切开皮肤、皮下组织、牵开切口，显露指伸肌腱损伤处的瘢痕组织。于关节背侧切断伸肌腱，并向两端分离。切开关节囊，显露关节。而后，用小骨刀楔状切除两端关节面（图3-15-4）。

2. 当指间关节达到功能位时，以细克氏针从远节指骨近端穿入。自指尖穿出。而后严密对合截骨面。再将克氏针从远端钻入中节指骨，保持远侧指间关节屈曲15°~20°（图3-15-4）。放松止血带，仔细止血。将碎骨屑植入关节间隙，及其周围。最后缝合伸肌腱两断端和皮肤，克氏针尾部留于皮外。

【术后处理】

术后用铝板或石膏托将患指固定于功能位。6~8周后摄X线片检查，证实骨愈合后，去掉外固定，拔出克氏针，进行手部功能练习。

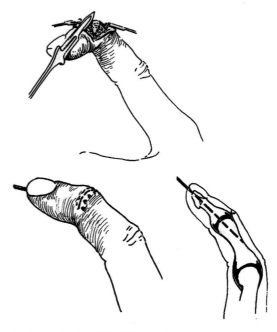

图3-15-4　远侧指间关节融合术示意图

【讨论】

1. 拇指和手指各关节功能位

（1）拇指：腕掌关节融合在对指位。

（2）掌指关节为25°；指间关节为20°；示、中、环、小指：掌指关节为20°~30°；近侧指间关节为15°~20°。

2. 单纯软组织病变所致的锤状指畸形　不宜采用关节融合术。可施行松弛的伸肌腱或关节囊切开。如果断端较厚，可断端紧缩缝合；如果较薄，可将其重叠缝合。术后应将患指近侧指间关节屈曲，远侧指间关节过伸制动6周，然后练习活动。或用细克氏针做暂时固定。3周后拔出钢针，再用铝板或石膏托固定3周。去掉外固定后，进行功能练习。

第十六节

软骨瘤刮除与切除术

....

【指征】

手部较大且有发展的内生软骨瘤。

【术前准备】

1. 摄手部 X 线片，了解软骨瘤部位、数目及病变程度。
2. 准备髂区备皮，以便取骨。

【麻醉】

采用臂丛阻滞麻醉或全麻。

【体位】

仰卧，将一侧臀部垫高，患手置于侧台上。于上臂扎气囊止血带。

举例：右手部多发软骨瘤（图 3-16-1）。

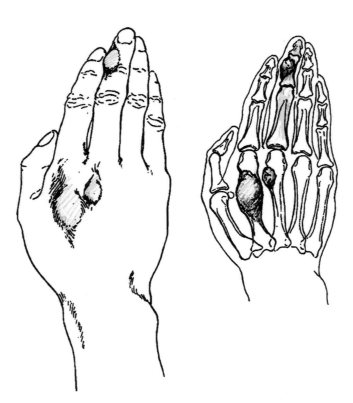

图 3-16-1 右手部多发软骨瘤

【手术步骤】

1. 采用手指侧正中切口和肿瘤表面弧形切口。切开皮肤、皮下组织，牵开皮瓣，纵向切开骨膜，并稍做剥离，显露肿瘤。注意保护指关节囊。于肿瘤部位以小骨刀开骨窗，充分显露病灶（图3-16-2）。

2. 用小刮匙在直视下彻底刮除肿瘤组织，将骨壁制成新鲜骨创面。但应注意切勿损伤关节软骨面，保护关节。用生理盐水冲洗骨腔后，取自体髂骨松质骨碎片，填满骨腔消灭无效腔（图3-16-3）。缝合手指切口。

3. 在手背侧第二、三掌骨之间，以肿瘤为中心，做长约5cm短弧形切口，显露第三掌骨肿瘤（图3-16-4）。

4. 因第三掌骨肿瘤为偏心状，所以用小骨刀彻底切除即可（图3-16-5）。

5. 牵开手背侧切口，保护好伸肌腱，显露第二掌骨肿瘤，该肿瘤累及掌骨干的全部，病变广泛或较巨大型软骨瘤（图3-16-6）。

6. 充分显露第二掌骨肿瘤后，用小骨刀或钢丝线锯自瘤体上、下端正常掌骨处分别予以截断，并取出肿瘤段送病检。尽量保护关节（图3-16-7）。

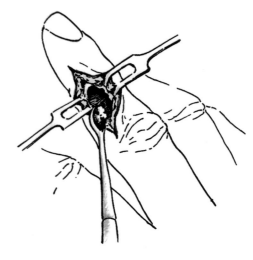

图 3-16-2　显露病灶示意图

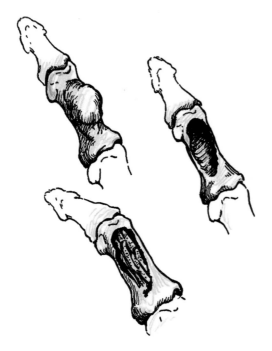

图 3-16-3　肿瘤组织的清理及植骨示意图

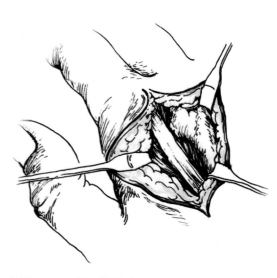

图 3-16-4　第三掌骨肿瘤显露示意图

7. 肿瘤段切除后造成的骨缺损区，应取自体髂骨块并修造成大小，形状相应的柱状骨块。然后，将其牢固地嵌入骨髓腔中（图 3-16-8），或给予适当的内固定。最后，放松止血带，仔细止血，冲洗创口，缝合手背部切口。包扎后用前臂功能位石膏托固定。

【术后处理】

术后抬高患肢，以利于血液循环。2 周拆线，6～8 周去掉石膏托，进行手部功能练习。

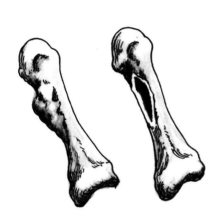

图 3-16-5　小骨刀切除肿瘤示意图

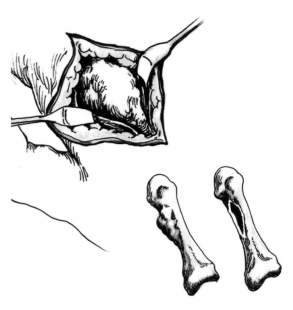

图 3-16-6　第二掌骨肿瘤显露示意图

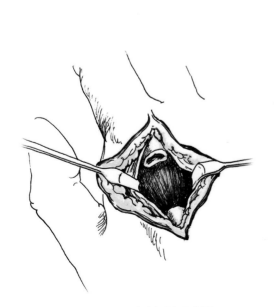

图 3-16-7　第二掌骨肿瘤切除示意图

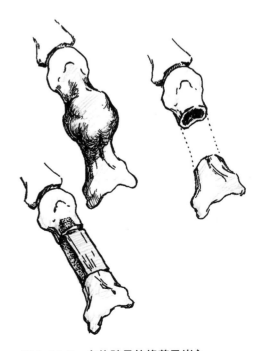

图 3-16-8　自体髂骨的修剪及嵌入

第十七节

掌腱膜切除术

【指征】

严重的进行性掌腱膜挛缩症（Dupuytren's 挛缩），疼痛显著和功能障碍者（图 3-17-1）。

【麻醉】

采用臂丛阻滞麻醉。

【体位】

仰卧，患手置于侧台上。于上臂扎气囊止血带。

【手术步骤】

1. 采用手掌部 S 形或 Z 形切口。即沿远侧掌横纹做横切口，并将其尺侧端拐向远侧，其桡侧端拐向近侧，切口呈 Z 形（图 3-17-2）。

2. 沿切口线切开皮肤、皮下组织后，于掌腱膜浅层充分游离粘连的皮瓣。远端达指根部，近端至屈肌支持带远侧边缘，两侧以示指和小指为界，显露全部掌腱膜（图 3-17-3）。

3. 于屈肌支持带远侧边缘切断掌腱膜，以止血钳夹住断端，用手术刀或剪刀自掌腱膜深层仔细向远端做锐性剥离，直至指根部。切除血管神经束周围的纤维结缔组织及屈指肌腱的纤维间

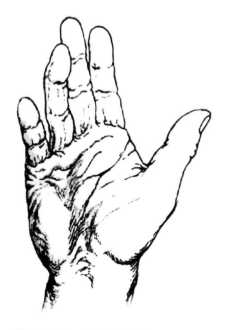

图 3-17-1　掌腱膜挛缩症

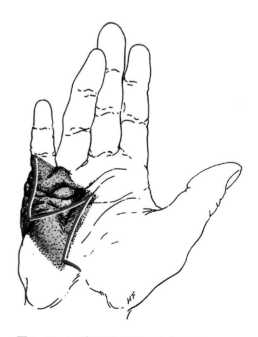

图 3-17-2　掌腱膜挛缩症手术切口

隔。但应保护血管神经束和屈指肌腱鞘。切除小鱼际肌及蚓状肌的肥厚筋膜。有严重屈指畸形者，可于近节指骨前方做Z形切口，显露手指部挛缩范围。彻底切除连至皮肤、腱鞘及关节囊的挛缩腱膜（图3-17-4）。

4. 彻底切除病变组织后，基本上恢复了手的正常形态，露出深层正常组织结构（图3-17-5）。

5. 放松止血带，仔细止血，冲洗创口，置橡皮膜引流条后缝合切口。如皮瓣血运不佳，可切除皮瓣施行游离植皮闭合创口（见图3-17-5）。术后用较多纱布棉垫将掌部加压包扎。

【术后处理】

术后抬高患肢。24～48小时拔出橡皮膜引流条，压迫包扎维持至伤口愈合。去掉敷料后，加强手部功能练习，并辅以理疗。

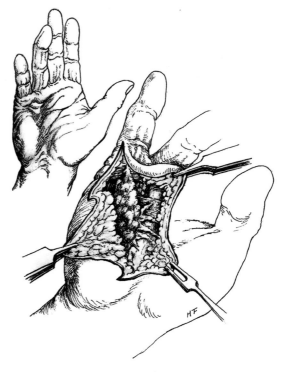

图 3-17-3 掌腱膜显露示意图

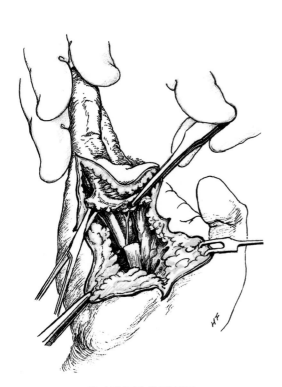

图 3-17-4 掌腱膜切除术示意图

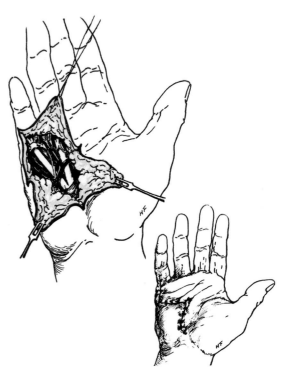

图 3-17-5 深层正常组织结构显露及缝合示意图

第十八节

手部烧伤瘢痕挛缩植皮术

【指征】

    1. 不稳定的瘢痕、疼痛性瘢痕及增殖性瘢痕者。

    2. 皮肤瘢痕挛缩引起腕、手部畸形及功能障碍者。

【术前准备】

    1. 摄患手的外观像与功能像。

    2. 摄手与腕部 X 线片，了解骨与关节病理变化。

    3. 已形成溃疡的患手，应积极准备，同时进行细菌培养和药敏试验，待创面感染控制后手术。

    4. 备取皮刀，供皮区备皮。

【麻醉】

    采用臂丛阻滞麻醉或全麻。

【体位】

    仰卧，患肢置于侧台上。于上臂扎气囊止血带。

一、游离植皮术

【手术步骤】

    1. 左手背部瘢痕畸形（图 3-18-1）。

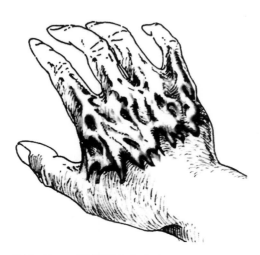

图 3-18-1　手背部瘢痕畸形

2．彻底切除瘢痕组织，但无深部组织外露，放松止血带，仔细止血（图 3-18-2）。

3．自大腿切取中厚皮片，进行游离移植修复创面（图 3-18-3）。

4．游离植皮完毕，用多层纱布棉垫加压包扎，制动于功能位（图 3-18-4）。

二、皮瓣植皮术

【手术步骤】

1．首先观察手及腕部瘢痕挛缩畸形情况（图 3-18-5）。

2．彻底切开腕掌侧瘢痕组织，也可切断软组织挛缩中不重要的肌腱。助手牵拉患手，使之逐渐伸直。如腕关节达到或接近正常生理角度，为保证已松解的效果，可以将腕关节用 2 枚克氏针交叉固定，维持其位置（图 3-18-6）。

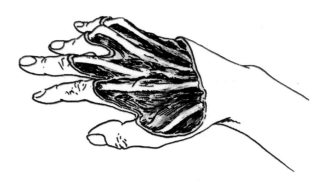

图 3-18-2　切除瘢痕组织

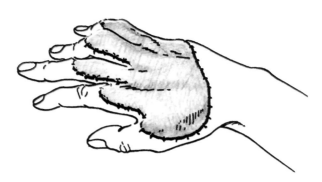

图 3-18-3　皮片游离移植修复创面

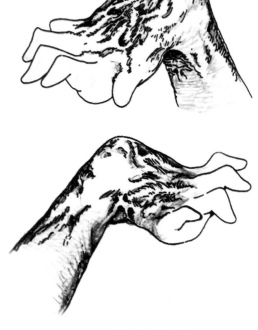

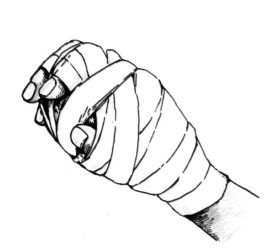

图 3-18-4　游离植皮术后包扎

图 3-18-5　手及腕部瘢痕挛缩畸形

3. 于掌指关节背侧做横行切开，彻底松解软组织，可见肌腱外露，掌指关节裂开外露。充分使掌指关节屈曲，依同法用 2 枚克氏针穿入关节暂时制动（图 3-18-7）。

4. 根据掌指关节处皮肤缺损面积大小及形状，设计下腹部皮瓣，其长宽之比为 2：1（图 3-18-8）。注意将患手置于舒适的位置。

5. 沿设计画线切开皮瓣，并将其掀起或修剪成超薄皮瓣。注意保护腹壁浅动脉。试测皮瓣移植到患手皮肤缺损区较适宜后，彻底止血，供皮区创面游离植皮。为避免皮片在腹壁上移动或悬空，可在皮片上做数个褥式缝合固定（图 3-18-9）。

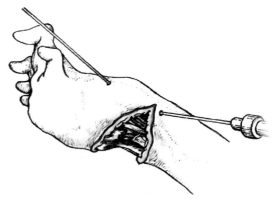

图 3-18-6　皮瓣植皮术示意图

6. 皮瓣蒂部创面要严密闭合，清除感染（图 3-18-10）。

7. 手腕部创面进行中厚皮片游离移植修复之。安放好皮瓣后，在无张力情况下，间断结节缝合固定（图 3-18-11）。

8. 最后，冲洗创口，用多层纱布棉垫加压包扎，用石膏固定，开窗观察皮瓣血运状况（图 3-18-12）。

【术后处理】

1. 术后半卧位，减少腹部压力。
2. 将皮瓣处的石膏切开，以便随时观察皮瓣血运变化，发现问题，及时处理。
3. 术后应用有效抗生素，以防治感染。
4. 7～10 天更换敷料，必要时可拆线。术后 2～4 周断蒂。

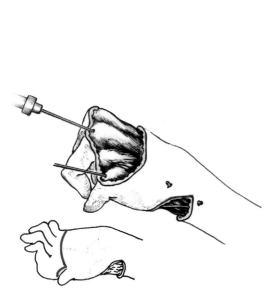

图 3-18-7　克氏针穿入关节制动示意图

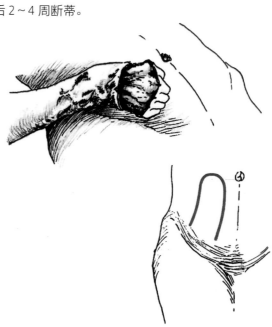

图 3-18-8　下腹部皮瓣设计图

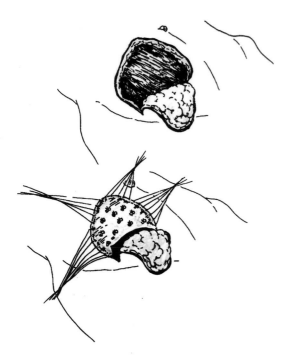

图 3-18-9　植皮后缝合固定

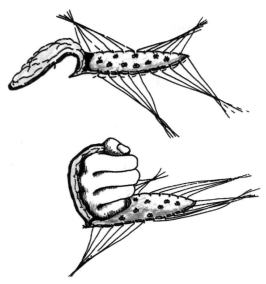

图 3-18-10　闭合皮瓣蒂部创面并清除感染

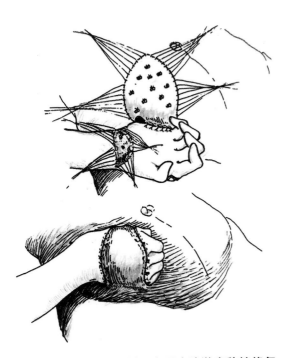

图 3-18-11　手腕部创面中厚皮片游离移植修复
及固定

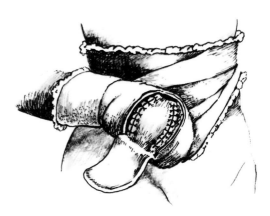

图 3-18-12　术后包扎及固定

第十九节

分指术

【指征】

先天性并指畸形，多见于中指与环指间。通常在 5～6 岁施行手术。

【术前准备】

摄 X 线片检查，了解骨骼有无并连及并连的程度、范围，供皮区备皮。

【麻醉】

采用全麻。

【体位】

仰卧，患手置于侧台上。于上臂扎气囊止血带。

术式如下。

一、游离植皮法

1. 于背侧自并指远端直至并指间基底部的背侧近掌指关节处，做一纵行切口。又于掌侧，从并指远端直至并指间基底部的掌侧近指横纹处，做一纵行切口（图 3-19-1A）。

2. 沿上述背侧和掌侧切口线切开皮肤，皮下组织后，将两并指充分分开。注意切勿伤及血管神经束（图 3-19-1B）。

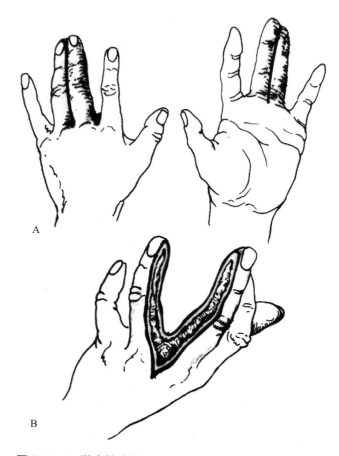

图 3-19-1　游离植皮法

A．先天性并指畸形的切口入路；

B．游离植皮法示意图。

3. 放松止血带，仔细止血。自大腿或臂部切取中厚皮片，修造成与创面相应的U形皮片，移植到创面上（图3-19-2）。加压包扎制动。

二、矩形皮瓣法

1. 于背侧，在并指间基底部的背侧做一远端稍窄的矩形皮瓣，其蒂部位于两掌骨头之间，长度为近节指骨的一半，两指间做2~3个锯齿状切口。又于掌侧，在掌面手指近侧横纹处，长宽与背侧矩形皮瓣远侧缘相适应，以便缝合修复。两指间做2~3个锯齿状切口（图3-19-3A）。

2. 沿上述两切口线切开皮肤、皮下组织后，做适当游离，充分分开并指。然后，放松止血带，仔细止血。先缝合指根部矩形皮瓣，形成指蹼。两指远端创面做直接缝合，残留创面用中厚皮片移植修复（图3-19-3B）。包扎后用前臂掌侧石膏托将腕关节固定于功能位、手指伸直位。

【 术后处理 】

术后抬高患肢，注意末梢血液循环。2周拆线，去掉石膏托，进行主动手指功能练习，并辅以理疗。

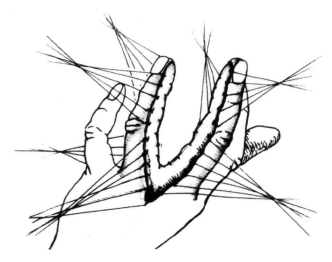

图 3-19-2　游离植皮法示意图

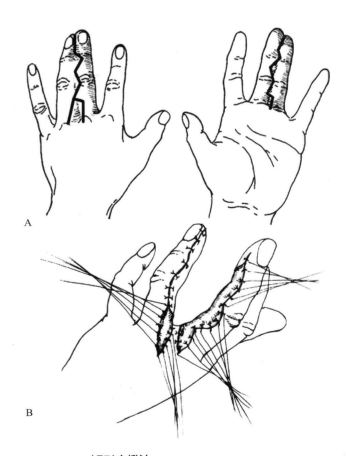

图 3-19-3　矩形皮瓣法

A. 切口的选取；B. 手术示意图。

【讨论】

分指的修复方法较多，前一种方法简单易行，后一种方法可防止指蹼挛缩。大多数并指畸形并无明显的功能障碍。但因分指不当，常常造成瘢痕挛缩，影响了手指功能的发挥。作者认为其要点是：

1. 分指要彻底，要矫枉必过正。否则，手术后发生植皮挛缩，形成部分并指畸形。

2. 重建指蹼。指蹼并非一条窄的裂隙，而是具有相当宽度和长度的斜坡状皮肤皱襞。最理想是在指蹼部插入 1～2 个矩形皮瓣，以防止指蹼挛缩。

3. 尽量避免手指挛缩。事实上，植皮后均有一定程度的皮肤挛缩现象。如果在手指掌、背侧采用锯齿状切口，可避免形成跨越关节的挛缩线。

4. 成功与失败的另一因素是确保植皮一次全部成活。当然皮片的厚度也是重要的，皮片太薄保证不了效果。

5. 分指后，绝不应以强制缝合法闭合创口，游离植皮是既可靠又安全的方法。否则，将导致手指坏死、致残。

第二十节
多指切除术

【指征】

先天性多指畸形，以拇指为多见。通常在 5～6 岁施行手术（图 3-20-1）。

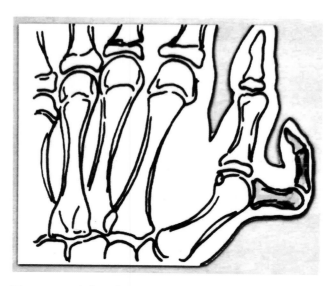

图 3-20-1　多指示意图

【术前准备】

摄X线片检查，明确多指的近端骨骼与其主指的关系；比较两指主动与被动活动功能；神经血管与肌腱的分布和作用，确定主指与副指，并决定切除与保留者。

【麻醉、体位】

同分指术。

术式如下。

一、多指切除术

【手术步骤】

1. 采用多余指根部两侧弧形切口，使掌侧皮瓣稍长些为宜（图3-20-2）。
2. 沿切口线切开皮肤、皮下组织，形成皮瓣，显露与正常拇指或掌骨相连分叉部。环形切开骨膜并稍加剥离，于根部切除多指指骨。如多指与关节相连，应切开关节囊后游离多指，保护屈拇长肌和拇短伸肌腱，切除多指（图3-20-3）。

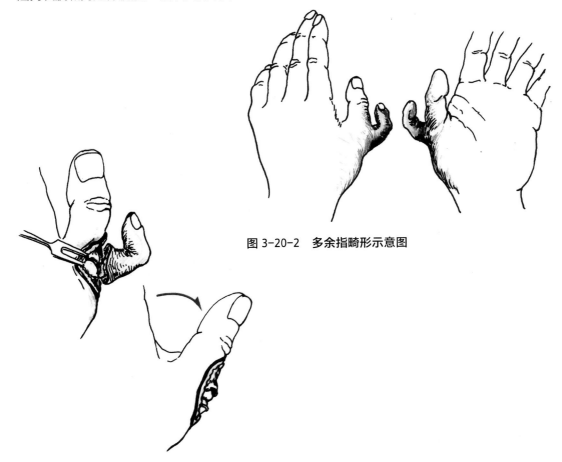

图 3-20-2　多余指畸形示意图

图 3-20-3　多指切除术示意图

3. 放松止血带，仔细止血。将拇指置于功能位，紧缩缝合关节囊，被游离和切断的肌腱附丽点，应与关节囊缝合修复。最后缝合切口（图 3-20-4）。包扎后用石膏托将拇指固定于功能位 3～4 周。

二、分叉形多指切除术

【手术步骤】

1. 于指根部扎橡皮条止血带（图 3-20-5）。

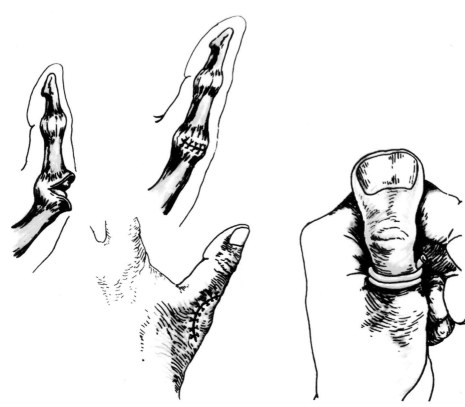

图 3-20-4　术后缝合及固定示意图　　　　图 3-20-5　指根部扎止血带

2. 再于畸形指两指间做 V 形切口（图 3-20-6）。

3. 沿切口线切除指甲、指骨与指腹软组织，均呈 V 形切除（图 3-20-7）。然后，除去橡皮条，仔细止血。指骨可用细钢丝缠绕固定，创缘对合后间断缝合。

【术后处理】

术后抬高患肢，注意末梢血液循环。2 周拆线，逐渐进行功能练习。

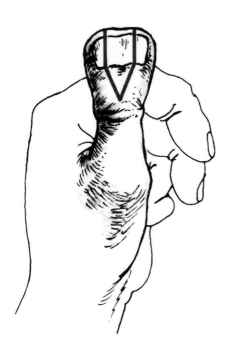

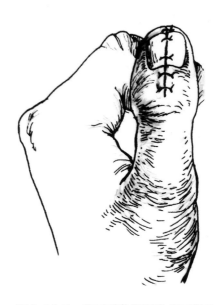

图 3-20-6　畸形指切口设计

图 3-20-7　分叉形多指切除术示意图

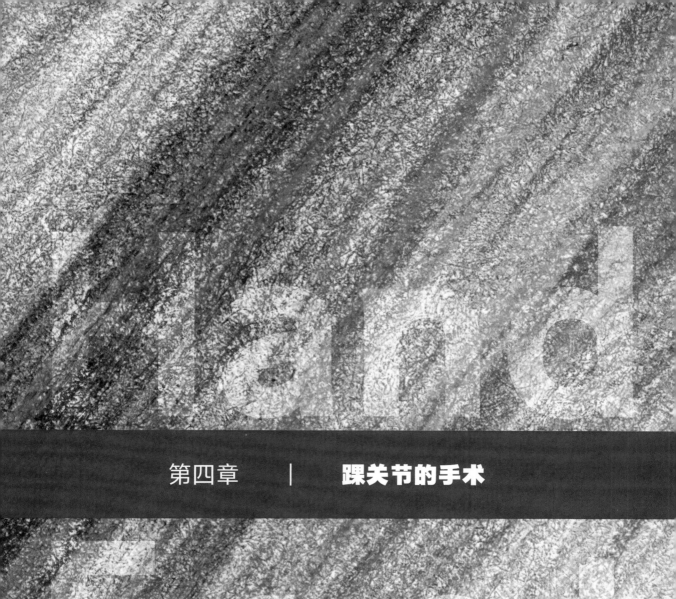

第四章 | **踝关节的手术**

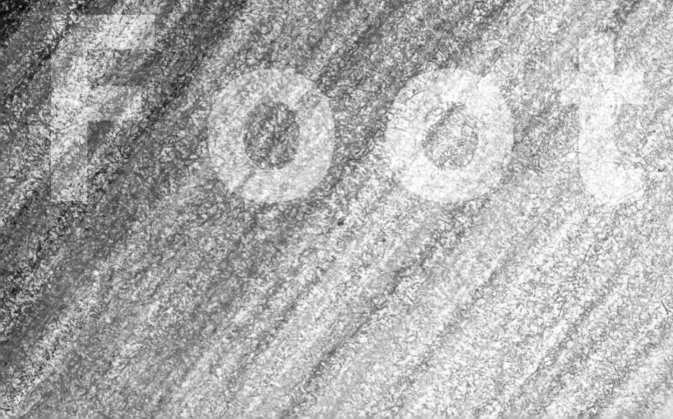

第一节

踝部骨折切开复位内固定术

【指征】

    1. 踝部开放骨折，清创同时将骨折复位内固定。

    2. 踝部骨折，经手法复位失败，或疑骨折间有软组织嵌入者。

    3. 踝部骨折，合并下胫腓关节分离及胫腓关节面以上的腓骨骨折致踝关节不稳定者。

    4. 胫骨前、后缘骨折，骨折块大于 1/4 关节面，或关节内有游离骨片者。

    5. 陈旧性踝部骨折，不宜手法复位者。

【麻醉】

    采用局麻或硬膜外麻醉。

【体位】

    可根据骨折的类型和部位，采取适当体位。
术式如下。

一、内踝骨折切开复位内固定术

【手术步骤】

    1. 取仰卧位，于大腿扎气囊止血带。采用内踝前缘或后缘弧形切口。即切口起自内踝上方 3cm 处，沿胫骨前、后缘下行至内踝下方 1cm 处弯向前、后方，止于内踝前、后缘，长 6～8cm（图 4-1-1）。

    2. 切开皮肤、皮下组织及深筋膜。注意保护胫后动脉和胫神经。翻开皮瓣，清除血肿，显露骨折部。如骨折端间有肌腱或其他软组织嵌入时，应予以移开或取出，但不要破坏骨折片与周围韧带等软组织的联系（图 4-1-2）。

    3. 直视下将骨折解剖复位，用巾钳暂时固定。于内踝下部三角韧带上做小切口，显露内踝尖端。然后，用骨钻自内踝尖端斜向近段及腓侧与胫骨干约成 45° 角向上钻骨孔，至胫骨干骺端。以适当长度螺丝钉，经骨孔拧入，固定骨折。也可应用松质骨加压螺丝钉固定（图 4-1-3）。内固

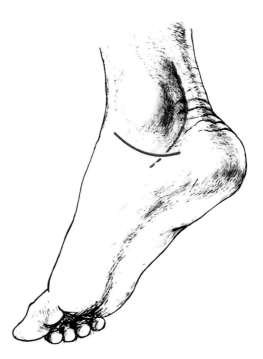

图 4-1-1　内踝骨折切口的选择

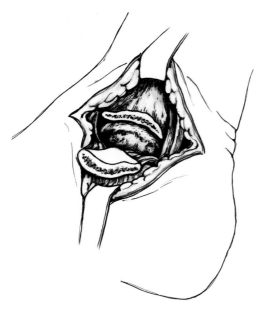

图 4-1-2　内踝骨折切开复位内固定术示意图　　　　图 4-1-3　内踝骨折切开复位内固定术示意图

定完成后，摄 X 线片检查，观察复位和固定情况。如属良好，冲洗创口，逐层缝合切口，包扎后用短腿 U 形石膏托将踝关节固定于稍内翻位。

二、外踝骨折切开复位内固定术

【手术步骤】

1. 取仰卧位，于大腿扎气囊止血带。采用外踝后缘弧形切口。即切口起自外踝上方 3cm 处，沿腓骨后缘向下绕过外踝下端向前，止于外踝前下缘，长 6~8cm（图 4-1-4）。

2. 切开皮肤、皮下组织及深筋膜，翻开皮瓣，清除血肿，显露骨折部。如果骨折端间有肌腱或其他软组织嵌入时，应予以移开或取出。切勿损伤与外踝有联系的韧带，直视下将骨折解剖复位，用巾钳暂时固定，用骨钻自外踝尖部侧面斜向内上方经骨折线钻骨孔，至胫骨干骺端。以适当长度螺丝钉，经骨孔拧入，固定骨折（图 4-1-5）。注意保留腓骨下端正常的 15° 角，以免造成踝穴狭窄。内固定完成后，摄 X 线片检查，观察复位和固定情况。如属良好，冲洗创

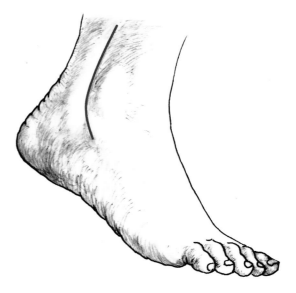

图 4-1-4　外踝骨折手术切口

口，逐层缝合切口。包扎后用短腿 U 形石膏托将踝
关节固定于稍外翻位。

三、下胫腓关节分离切开复位内固定术

【手术步骤】

1. 取仰卧位，于大腿扎气囊止血带。采用
外踝后缘弧形切口。切开皮肤、皮下组织及深
筋膜，翻开皮瓣，清除血肿，显露下胫腓损伤部
（图 4-1-6）。

2. 显露腓骨前外侧面及胫骨外侧面后，将分
离的下胫腓关节复位。于外踝关节面以上 1.5cm
处，与踝关节面平行向胫骨钻骨孔，用一枚长短合
适的加压螺丝钉横贯胫腓骨，将腓骨固定于胫骨上
（图 4-1-7）。

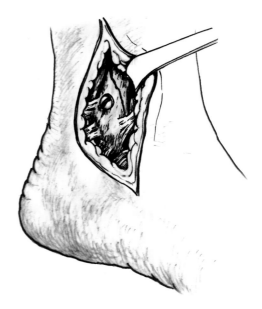

图 4-1-5 切开复位及固定

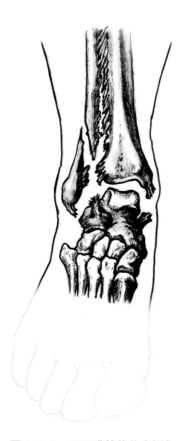

图 4-1-6 下胫腓关节分离损伤

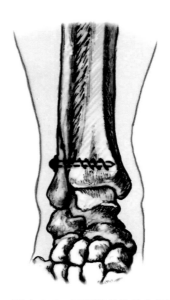

图 4-1-7 下胫腓关节分离切开复位及固定

3. 有时将骨折复位后，用小型钢板和螺丝钉固定腓骨骨折，同时修复下胫腓韧带（图 4-1-8）。内固定完成后，摄 X 线片检查，观察复位和固定情况。如属良好，冲洗创口，缝合切口。包扎后用短腿 U 形石膏托将踝关节固定于功能位。因为踝关节在背伸、跖屈活动中，下胫腓关节有 1.5 ~ 2mm 活动度，所以内固定 10 周后必须取出内固定物。

【术后处理】

术后将患肢抬高，以利于血液循环。2 周后拆线，以后扶双拐离床活动，但患肢不负重。8 ~ 10 周拆除石膏，摄 X 线片检查，证实骨愈合良好时，弃拐步行，加强踝关节功能练习，并辅以体疗和理疗。

【讨论】

外踝是构成踝关节关键性结构，外踝骨折常常造成踝关节不稳定。所以临床上一定将其解剖复位和坚强固定，方能保持踝关节的稳定，预防后期出现创伤性关节炎。

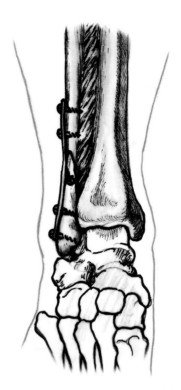

图 4-1-8　骨折复位固定及修复下胫腓韧带

四、后踝骨折内固定术

【指征】

胫骨后踝骨折，骨折片较大，超过胫骨关节面 1/3 时，或合并距骨后脱位，或合并内、外踝骨折者。

【手术步骤】

1. 取俯卧位，于大腿扎气囊止血带。采用跟腱外缘纵行切口。即切口自外踝始，沿跟腱外缘向近侧做长约 8cm 纵行切口。切开皮肤、皮下组织及深筋膜。牵开皮瓣后，显露腓骨长、短肌腱及踇长屈肌腱。通过踇长屈肌外侧纤维进入，清除血肿，切开骨膜，并行骨膜下剥离，显露胫骨后缘骨折部（图 4-1-9）。

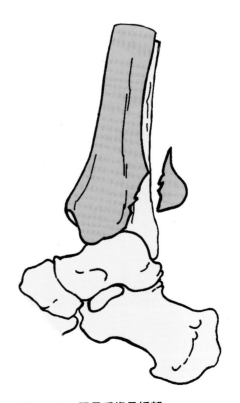

图 4-1-9　胫骨后缘骨折部

2．牵引并背伸患足以整复距骨后脱位。随即用手推压骨折片，使其解剖复位，务求关节面平整，用巾钳做暂时固定。经骨折块钻入骨孔，以1枚长短适宜的螺丝钉将后踝固定于胫骨上（图4-1-10）。放松止血带，仔细止血，逐层缝合切口。包扎后用短腿功能位石膏托固定。

【术后处理】

术后将患肢抬高，以利于血液循环。2周后拆线，以后扶双拐离床活动，但患肢不负重。8～10周后拆除石膏，摄X线片检查，证实骨折愈合良好后，弃拐行走，加强踝关节功能练习，并辅以体疗和理疗。

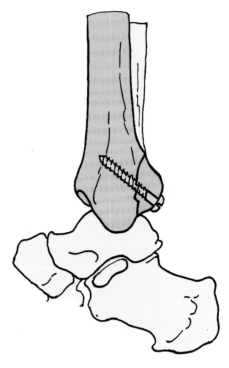

图 4-1-10　胫骨后踝骨折复位固定

第二节

胫腓骨下端骨折畸形愈合矫正术

【指征】

胫腓骨骨折畸形愈合所致踝关节倾斜，不稳，疼痛和功能障碍者。

【术前准备】

摄X线片检查，测定截骨角度和截骨部位。

【麻醉、体位】

患者取仰卧位，硬膜外麻醉。
举例：左胫腓骨下端骨折畸形愈合（图4-2-1）。

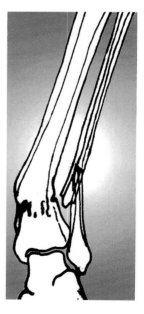

图 4-2-1　左胫腓骨下端
骨折畸形愈合

【手术步骤】

1. 于小腿下端外侧,以成角畸形处为中心,做长约10cm纵行切口(图4-2-2)。

2. 沿切口线切开皮肤、皮下组织及筋膜,直达腓骨,显露腓骨骨折畸形愈合处。切开骨膜并行骨膜下剥离。于骨折畸形愈合处的上、下端,以钢丝线锯将其截断,切除畸形愈合骨段(图4-2-3)。

3. 取出截除的腓骨段后,经外侧分离胫骨的外侧面,纵行切开骨膜,并行骨膜下剥离。牵开切口,显露胫骨骨折畸形愈合处。随后,用骨刀沿畸形处上缘水平截断胫骨。截骨线应与关节线平行,保留内侧骨膜和部分骨皮质(图4-2-4)。注意切勿损伤重要的血管和神经。

4. 将足踝部内收,做折骨动作,造成胫骨不完全性骨折,以矫正外翻畸形,使患肢恢复正常负重线。随后,将切除的腓骨骨段或取自体髂骨制成骨条,植入胫骨截骨矫正后造成的骨缺损和胫腓骨之间(图4-2-5)。

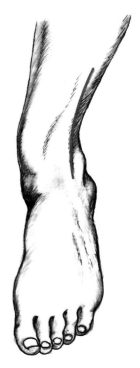

图 4-2-2 胫腓骨下端骨折畸形愈合矫正术切口入路

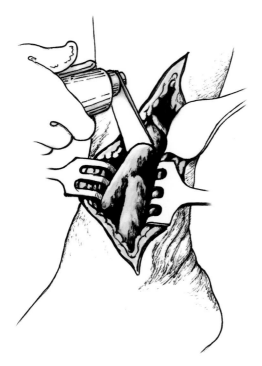

图 4-2-3 腓骨骨折畸形愈合骨段切除示意图

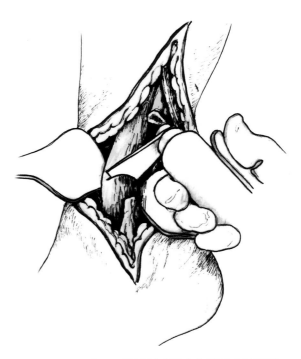

图 4-2-4 胫腓骨下端骨折畸形愈合矫正术示意图

5. 胫腓骨下端骨折畸形愈合截骨矫正植骨术已完成（图 4-2-6）。

6. 最后，放松止血管，彻底止血，冲洗创口，逐层缝合切口。包扎后用长腿管型石膏将患肢固定于矫正位（图 4-2-7）。

【术后处理】

1. 按时换药消毒　骨折畸形愈合再次进行手术矫正时，皮肤上可能会有伤口，此时应按时对伤口换药消毒，防止感染。

2. 关注肢端的感觉　矫正手术后可能会采取石膏固定，此时还需要注意远端的血运和感觉。如果石膏过紧，损伤血管神经会引起肢端疼痛、麻木、皮肤青紫等症状；如果石膏过松就起不到固定的作用，故需注意肢端感觉，适当调整石膏松紧度，有利于骨折的快速愈合。

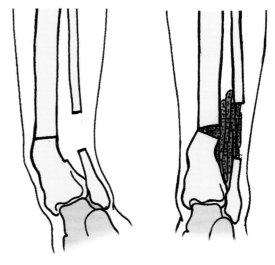

图 4-2-5　骨条植入

3. 注意休息　手术矫正了畸形愈合的骨折时，要注意多休息，尽量避免下床活动，如需活动可借助拐杖等，减少下肢负重，避免骨折再次错位出现畸形愈合。

4. 注意功能锻炼　手术后还需要积极进行功能锻炼，比如疼痛症状减轻后，就可以适当的活动脚趾；逐渐过度到伸直膝关节，练习股四头肌的收缩，防止肌肉萎缩，还可以减轻疼痛；当骨痂形成后，即可尝试下床活动。

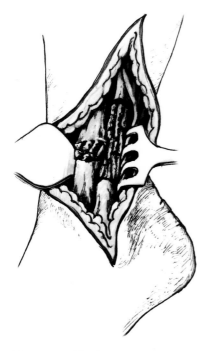

图 4-2-6　截骨矫正植骨术后固定示意图

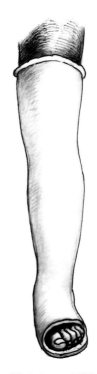

图 4-2-7　骨折术后的包扎及固定

第三节

踝关节畸形矫正术

【指征】

    脊髓灰质炎后遗踝关节内翻畸形，患肢疼痛，跛行显著者。

【麻醉、体位】

    全身麻醉，仰卧位，患肢安置气囊止血带并处于屈曲 90 度位。

    举例：脊髓灰质炎后遗症（图 4-3-1）。

【手术步骤】

    1. 采用踝关节前侧切口，长 6～8cm，将胫前动、静脉，腓深神经及跛长伸肌腱牵向内侧，显露踝关节前外侧。切开关节囊，剥离胫距关节周围软组织，显露胫距关节（图 4-3-2）。

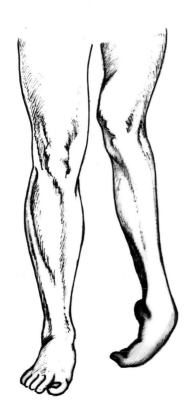

图 4-3-1　脊髓灰质炎后遗症

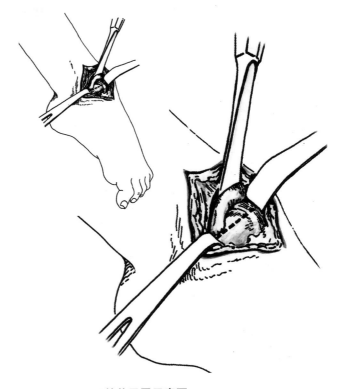

图 4-3-2　胫距关节显露示意图

2. 于胫距关节上、下用骨刀呈楔形截骨，使其尖端向后内，基底朝向前外侧（图 4-3-3）。

3. 取出楔形骨块后，将患足背伸，并稍外翻，严密对合截骨面（图 4-3-4）。矫正马蹄内翻畸形。逐层缝合切口，用无菌敷料包扎，放松止血带。用长腿管型石膏将患肢固定于矫正位（图 4-3-5）。

【术后处理】

1. 按时换药消毒　术后切口应按时对伤口换药消毒，防止感染。

2. 关注肢端的感觉　术后可能会采取石膏固定，此时还需要注意远端的血运和感觉。如果石膏过紧，损伤血管

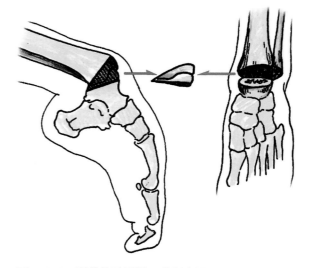

图 4-3-3　踝关节畸形矫正术示意图

神经会引起肢端疼痛、麻木、皮肤青紫等症状；如果石膏过松就起不到固定的作用，故需注意肢端感觉，适当调整石膏松紧度，有利于骨折的快速愈合。

3. 注意休息　术后要注意多休息，尽量避免下床活动，如需活动可借助拐杖等，减少下肢负重。

4. 注意功能锻炼　术后还需要积极进行功能锻炼，比如疼痛症状减轻后，就可以适当的活动脚趾；逐渐过度到伸直膝关节，练习股四头肌的收缩，防止肌肉萎缩，还可以减轻疼痛；当骨痂形成后，即可尝试下床活动。

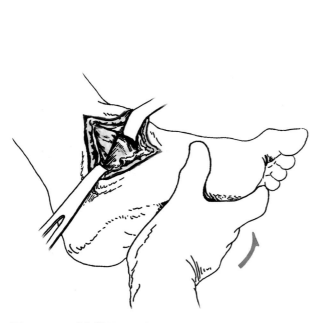

图 4-3-4　对合截骨面示意图

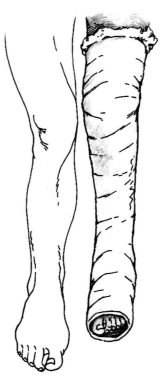

图 4-3-5　矫正术后患肢固定

第四节

小腿逆行岛状皮瓣移位术

【应用解剖】

小腿逆行岛状皮瓣是由胫后动脉内侧有 2~7 支肌间皮动脉，其中 2~4 支发出部位在小腿中 1/3。因此，小腿内侧皮肤的血供直接来源于胫后动脉的肌间隙动脉的皮支。从胫后动脉主干发出后，沿肌间隙行至深肌膜的浅部时，又分为前、后支。每支供应以胫后动脉为界的前、后皮肤。每支动脉皆有伴行静脉。途经皮瓣区有大隐静脉和隐神经（图 4-4-1）。

【指征】

踝部，足跟，足背及足跖部组织缺损，并深达肌腱，骨质者。

【术前准备】

1. 摄 X 线片，明确骨质破坏与缺损情况。

2. 积极准备局部创面，待感染控制或转为慢性者。

3. 创口分泌物细菌培养和抗生素敏感度测定。

【麻醉】

采用硬膜外麻醉。

【体位】

仰卧，患肢屈曲，外旋位。于大腿扎气囊止血带。

举例：胫骨内踝感染，合并慢性溃疡（图 4-4-2）。

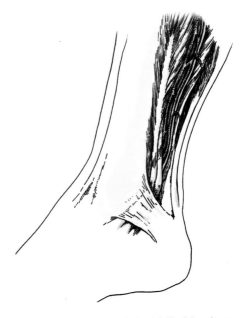

图 4-4-1　小腿逆行岛状皮瓣解剖示意图

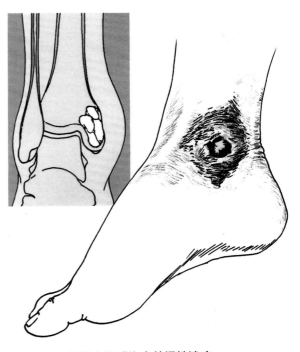

图 4-4-2　胫骨内踝感染合并慢性溃疡

【手术步骤】

1. 以内踝部瘢痕和溃疡为中心，沿瘢痕及溃疡周围正常皮肤做环形切开。切除全部瘢痕组织及溃疡，直至骨面（图 4-4-3）。

2. 用骨刀凿开骨壁，进入骨腔，刮除骨腔内病理组织，减少骨腔深度，形成碟状。用 1% 新洁尔灭溶液浸泡和盐水冲洗创口。根据内踝部新形成的创面大小、形态，于患侧小腿胫侧中下 1/3 皮肤上。用亚甲蓝画出稍大于内踝部创面的皮瓣轮廓（图 4-4-4）。

3. 沿皮瓣设计画线切开皮肤、皮下组织及深筋膜。为防止皮瓣与深筋膜分离，随时缝合固定皮瓣。在解剖血管束时，保留胫神经于原位，切勿损伤。在断离血管束前要观察皮瓣血管的分布与数目。然后，切断胫后血管束的近端，形成带胫后血管蒂的岛状皮瓣（图 4-4-5）。放松止血带，观察皮瓣血运和动脉搏动。具体操作方法参考前臂逆行岛状皮瓣修复术有关内容。

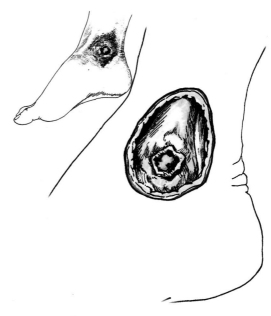

图 4-4-3　内踝感染及溃疡区域清创

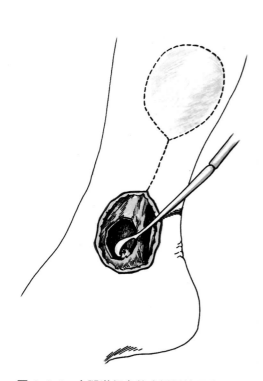

图 4-4-4　小腿逆行岛状皮瓣设计示意图

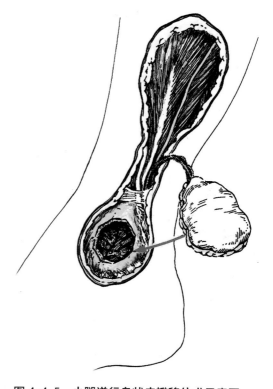

图 4-4-5　小腿逆行岛状皮瓣移位术示意图

4. 在解剖血管蒂过程中，已切开皮下组织不另做皮下隧道，皮瓣顺利地逆行转移到内踝新形成的创面处，将皮瓣内面紧贴骨腔壁后，缝合皮瓣。供皮区创面取中厚皮片游离移植修复（图 4-4-6）。用纱布棉垫包扎固定。

【术后处理】

同前臂逆行岛状皮瓣修复术。

【讨论】

小腿内侧皮瓣的位置较隐蔽，皮肤厚度适中，胫后血管蒂较长、口径粗，逆转时不致影响血运。伴随的胫后神经容易分开，适用于足部缺损，尤其跟、踝两处。较足背、足心岛状皮瓣灵活性大，且皮瓣质量优，抗感染力强，适用于伤口未愈的溃疡修复。

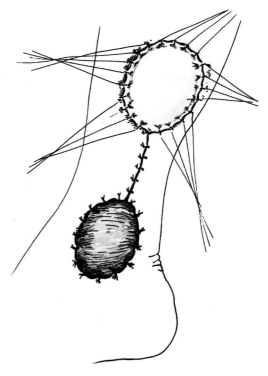

图 4-4-6　皮瓣缝合及供区创面修复

第五节

踝关节融合术

【指征】

1. 陈旧性踝关节骨折、脱位，合并创伤性关节炎，症状严重，影响生活和工作者。
2. 踝关节全关节结核，关节面严重破坏和关节不稳定者。
3. 踝关节骨性关节炎，症状严重，影响生活和工作者。
4. 脊髓灰质炎后遗症踝关节不稳定者。
5. 手术年龄适宜于 14 岁以上。

【术前准备】

1. 摄踝关节 X 线片，明确骨与关节病变程度、范围，制订手术方案。
2. 如为踝关节结核者，术前 2~4 周开始应用抗结核药治疗。

【麻醉】

采用硬膜外麻醉。

【体位】

仰卧。于大腿中部扎气囊止血带。

术式如下。

一、经前侧踝关节融合术

【手术步骤】

1. 采用踝关节前侧切口。即于踝关节前侧正中，自踝关节线上 5～7cm 始，沿胫骨嵴稍内侧纵行向下，至距舟关节止，长 12～14cm 纵行切口（图 4-5-1）。

2. 切开皮肤、皮下组织及筋膜，小腿横韧带和十字韧带。将胫前血管及腓深神经，伸长肌腱及胫前肌腱一并牵向内侧，趾长伸肌腱牵向外侧，即可显露踝关节前侧。纵行切开关节囊，显露踝关节（图 4-5-2）。

3. 跖屈患足，开大关节间隙，清除关节内病变组织，再用骨刀切除胫腓骨下面和距骨上面的关节软骨，直至露出松质骨（图 4-5-3）。

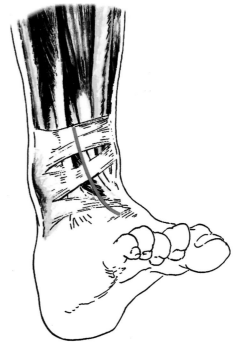

图 4-5-1 经前侧踝关节融合术切口入路

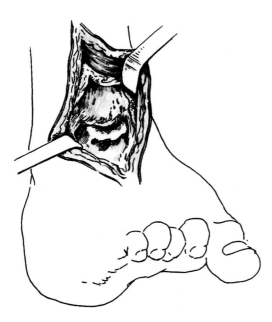

图 4-5-2 踝关节显露示意图

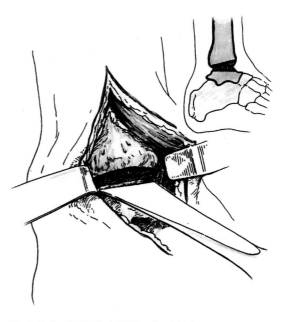

图 4-5-3 清除病变组织及切除关节软骨示意图

4. 纵行切开胫骨下端前侧的骨膜，并做骨膜下剥离。在胫骨下端近关节处，先用骨钻成矩形钻孔，再用骨刀沿骨孔切取长 5～6cm、宽 2.0～2.5cm 全厚层骨块。随即在距骨体凿成一相应的骨槽（图 4-5-4）。

5. 将胫骨下端与距骨体骨面严密对合，使踝关节维持在功能位，把取下的胫骨块下端滑行插入距骨体骨槽内，跨越踝关节。然后，用 1～2 枚螺丝钉将骨块上半部与胫骨固定（图 4-5-5）。胫距关节间隙植入切下的碎骨片。放松止血带，彻底止血，冲洗创口，逐层缝合切口。包扎后用长腿前后石膏托将踝关节固定于功能位（男病人跖屈 5°～10°，女病人跖屈 10°～15°）。

二、经外侧踝关节融合术

【手术步骤】

1. 采用踝关节外侧切口。即自外踝上 12cm 处始，沿腓骨后缘向下至外踝下 2cm 止（图 4-5-6）。

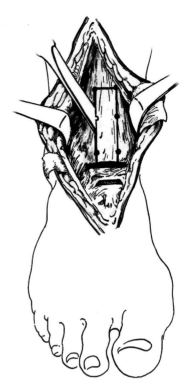

图 4-5-4　骨槽形成示意图

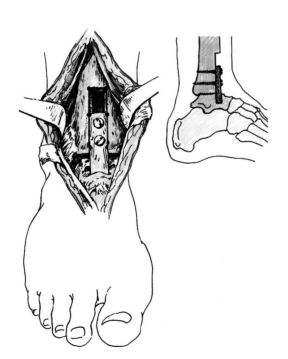

图 4-5-5　经前侧踝关节融合术示意图

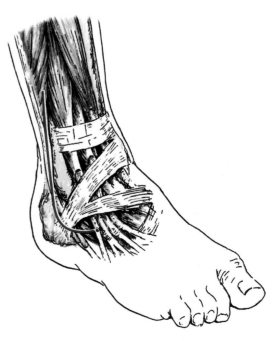

图 4-5-6　经外侧踝关节融合术切口入路

2. 切开皮肤，皮下组织，显露腓骨下端。牵开腓骨肌，纵行切开腓骨下端骨膜，并做骨膜下剥离，显露腓骨下段（图 4-5-7）。

3. 于踝上 10～12cm 处用钢丝线锯或骨刀截断腓骨，再切开与腓骨相连的骨间膜，关节囊及韧带，取下腓骨下段，将其胫侧面凿成新鲜骨创面，并修平下端的膨大部（图 4-5-8）。

4. 切开骨间膜和骨膜，并行骨膜下剥离。沿胫骨的前、后面向前、后方向切开关节囊。用力内翻患足，开大胫距关节间隙。然后，用骨刀切除踝关节病变和胫、距骨的软骨面。用生理盐水冲洗关节腔，复位踝关节。将胫骨下端和距骨外侧面，亦制成一与腓骨大小相应的浅骨槽。而后，把踝关节置于功能位，将腓骨下段跨越踝关节嵌入骨槽内，以 3 枚螺丝钉分别与胫骨、距骨固定（图 4-5-9）。胫距关节间隙植入碎骨片，以促进骨愈合。放松止血带，彻底止血，冲洗创口，逐层缝合切口。包扎后用长腿前、后石膏托将踝关节固定于功能位。

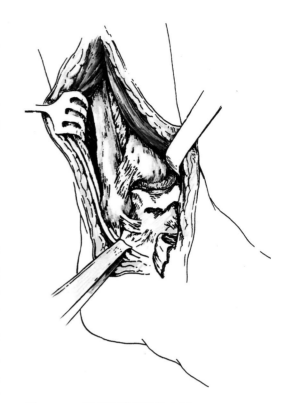

图 4-5-7　腓骨下段显露示意图

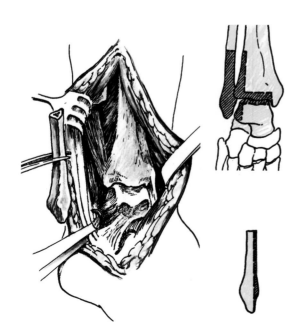

图 4-5-8　胫腓骨处理示意图

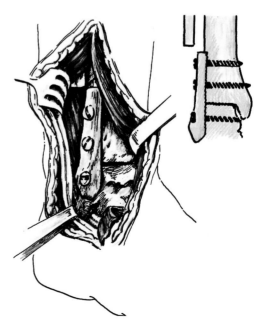

图 4-5-9　经外侧踝关节融合术示意图

三、经后侧踝关节融合术

【指征】

符合踝关节融合术的条件，同时合并马蹄足畸形者。

【麻醉】

采用硬膜外麻醉。

【体位】

俯卧。于大腿中部扎气囊止血带。

【手术步骤】

1. 采用跟腱内侧纵弧形切口。即自跟骨向上，沿跟腱内侧做长 8~10cm 切口（图 4-5-10）。

2. 切开皮肤、皮下组织及腱膜后，游离跟腱，并呈矢状面 Z 形切断跟腱，以备延长，矫正马蹄足（图 4-5-11）。

3. 牵开胫后神经和血管后，显露关节囊，距骨后侧突出部和跟骨，清除关节内病变组织，切除胫距关节面软骨及距骨后侧突出部分。而后在跟骨上制骨槽，同时于胫骨下 1/3 取 5cm × 2.5cm 长方形骨块，备植骨用（图 4-5-12）。

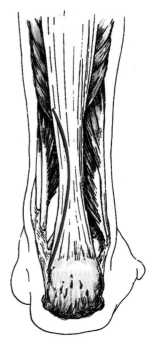

图 4-5-10 经后侧踝关节融合术切口入路

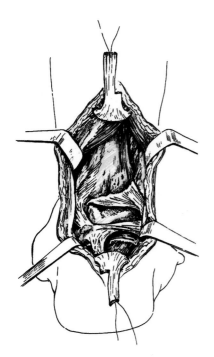

图 4-5-11 跟腱切断及矫正马蹄足示意图

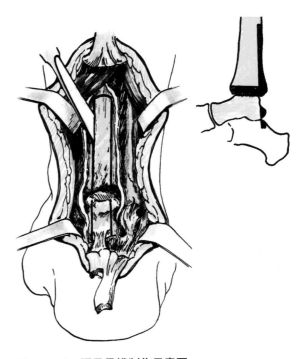

图 4-5-12 跟骨骨槽制作示意图

4. 严密对合胫距关节，将取自胫骨的长方形骨块远心段嵌入跟骨骨槽内，再以 2～3 枚螺丝钉将骨块固定于胫骨和距骨上（图 4-5-13）。放松止血带，彻底止血。延长缝合肌腱，逐层缝合切口。包扎后用长腿前、后石膏托将踝关节固定于功能位。

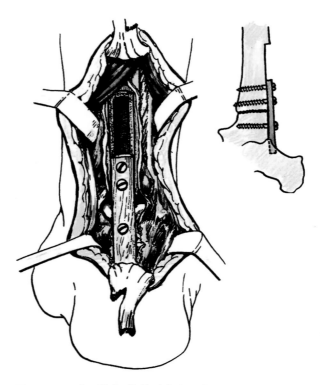

图 4-5-13　经后侧踝关节融合术示意图

【术后处理】

术后将患肢抬高，以利于血液循环。4 周后拆除石膏托，更换短腿石膏，并允许扶拐逐渐负重，以促进骨愈合。术后 8～12 周摄 X 线片检查，如骨愈合良好，可去掉石膏，练习负重和行走。

第六节

踝关节延长融合术

【指征】

脊髓灰质炎后遗小腿肌肉广泛瘫痪，踝关节极度松弛不稳定，合并患肢短缩者。

【术前准备】

除一般准备外，应准备小腿延长架和数枚斯氏钢针等。

【麻醉】

采用硬膜外麻醉或全麻。

【体位】

仰卧。于大腿中部扎气囊止血带。

举例：脊髓灰质炎后遗症（图 4-6-1）。

【手术步骤】

1. 采用踝关节前内和前外侧两个平行切口，各长 6～8cm（图 4-6-2）。

2. 首先，切开胫侧切口，自胫前血管、神经及肌腱等组织内侧分离，直至踝关节前方。纵行切开骨膜及关节囊，并做较广泛剥离，充分显露胫侧胫距关节。以骨刀切除胫距关节和内踝与距骨间关节面软骨，直至露出松质骨为度（图 4-6-3）。

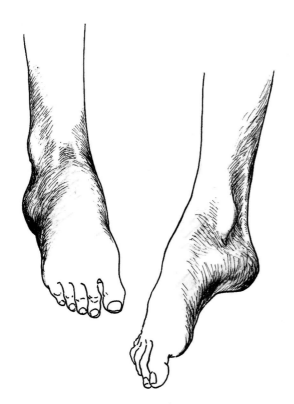

图 4-6-1　脊髓灰质炎后遗症

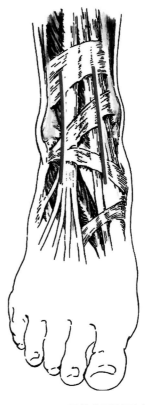

图 4-6-2　踝关节延长融合术切口入路

3. 切开腓侧切口，自胫前血管、神经和肌腱等组织外侧分离，直至踝关节前方。切开骨膜和关节囊，充分显露腓侧胫距关节。以骨刀切除胫距关节和外踝与距骨间关节面软骨，直至露出软质骨为度（图 4-6-4）。此时，已将胫距关节及内、外踝与距骨间关节软骨全部切除。

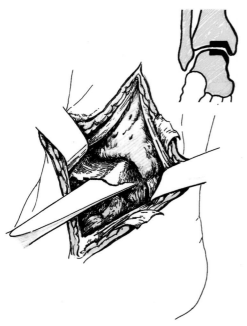 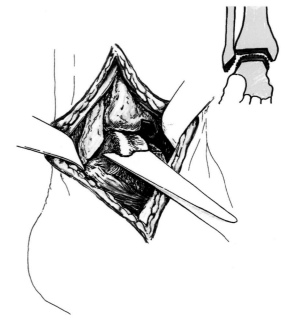

图 4-6-3　胫距关节、内踝与距骨间关节面软骨切除示意图

图 4-6-4　胫距关节、外踝与距骨间关节面软骨切除示意图

4. 上端于胫骨中 1/3 处，下端于跟骨处，经皮肤分别钻入 3 枚平行的斯氏钢针。并一一插入延长架相应的孔眼中，再拧紧螺旋，将其固定（图 4-6-5）。

5. 手术者与助手同时以顺时针方向旋转延长架两侧的螺旋，逐渐拉开胫距关节，使患肢一次性延长约 3cm。而后，取自体大块髂骨块，长约 3.5cm，宽 2.0～2.5cm，将其用植骨棒紧紧嵌入胫距关节延长后间隙中，周围再植以松质骨条（图 4-6-6）。最后，放松止血带，彻底止血。观察末梢血液循环，当触及足背动脉搏动较好或稍弱时，冲洗创口，逐层缝合两个切口。

【术后处理】

1. 术后抬高患肢，严密观察患肢血运、活动和感觉情况，如发现问题，及时处理。

2. 术后 4～6 周拆掉延长架，拔出斯氏钢针，更换短腿管型石膏固定，并可扶拐下地练习部分负重。3 个月后摄 X 线片检查，如骨愈合良好，去掉石膏外固定，练习负重和行走。

【讨论】

踝关节延长植骨融合术是为了达到预期要求的长度，必须应用延长架才能完成。这种方法是保留术前患肢长度的可靠方法。其手术要点是：

1. 采用踝关节前方切口，显露踝关节前方即可。切除病灶要彻底，关节面软骨必须切除，以利于骨愈合（图 4-6-7）。

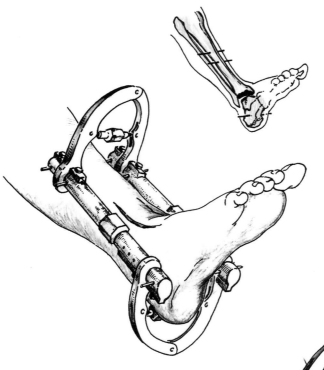

图 4-6-5 斯氏钢针的插入及固定示意图

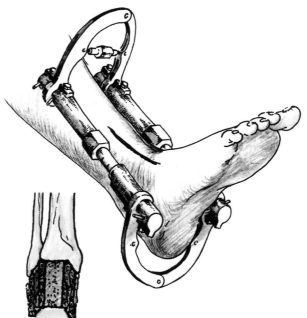

图 4-6-6 踝关节延长融合术示意图

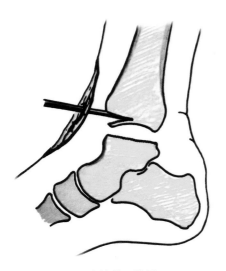

图 4-6-7 切除关节面软骨

2. 取自体髂骨1～2块，根据关节间隙大小和倾斜度，给予修造，以利于骨愈合。用撑开器开大关节间隙，以植骨棒将髂骨块打入关节间隙中（图4-6-8）。恢复踝关节功能位，并以短腿管型石膏固定。

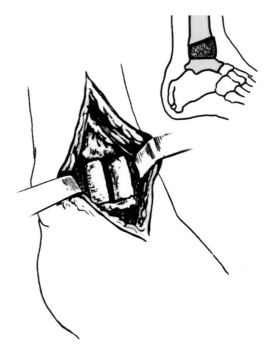

图 4-6-8　髂骨块植入

第七节

腓骨下端肿瘤刮除植骨术

【指征】

腓骨下端良性肿瘤，如软骨黏液性纤维瘤，骨纤维结构不良，骨巨细胞瘤等。

【麻醉】

采用硬膜外麻醉。

【体位】

仰卧，垫高患侧臀部。于大腿中部扎气囊止血带。

举例：腓骨下端软骨黏液样纤维瘤（图4-7-1）。

【手术步骤】

1. 以外踝为中心，做踝前弧形切口，长8～10cm（图4-7-2）。

2. 切开皮肤、皮下组织及筋膜，于包膜外分离皮瓣，显露肿瘤（图4-7-3）。

3. 沿肿瘤边缘以骨钻呈椭圆形钻骨孔，随即以骨刀开骨窗，掀去骨瓣，取出肿瘤组织送病理检查（图4-7-4）。

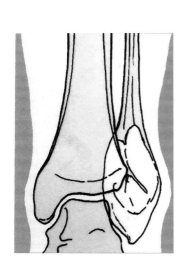

图 4-7-1　腓骨下端软骨黏液样纤维瘤

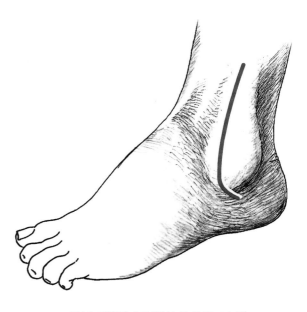

图 4-7-2　腓骨下端肿瘤刮除植骨术切口入路

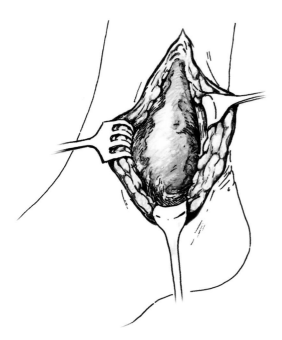

图 4-7-3　显露腓骨下端肿瘤

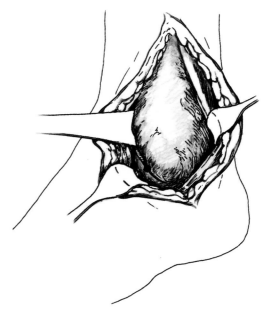

图 4-7-4　切除肿瘤组织

　　4．用骨刀和刮匙切除肿瘤组织，力求彻底切刮干净（图 4-7-5）。然后，用 50% 氯化锌灭活 3 分钟，而后用盐水冲洗 3 分钟。放松止血带，填入干纱布压迫止血。

　　5．取自体髂骨植入骨腔内，使植骨条彼此紧密接触（图 4-7-6）。最后，缝合切口。用短腿石膏托固定患肢。

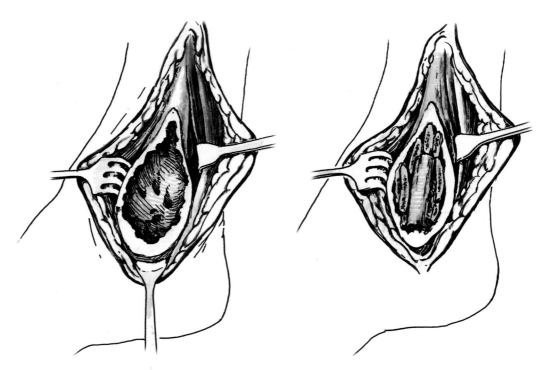

图 4-7-5　彻底切刮肿瘤组织　　　　　　图 4-7-6　自体髂骨植入

【术后处理】

　　术后将患肢抬高，以利于血液循环。2 周拆线，10～12 周摄 X 线片检查，如植骨愈合良好，去掉石膏托，开始负重和行走。

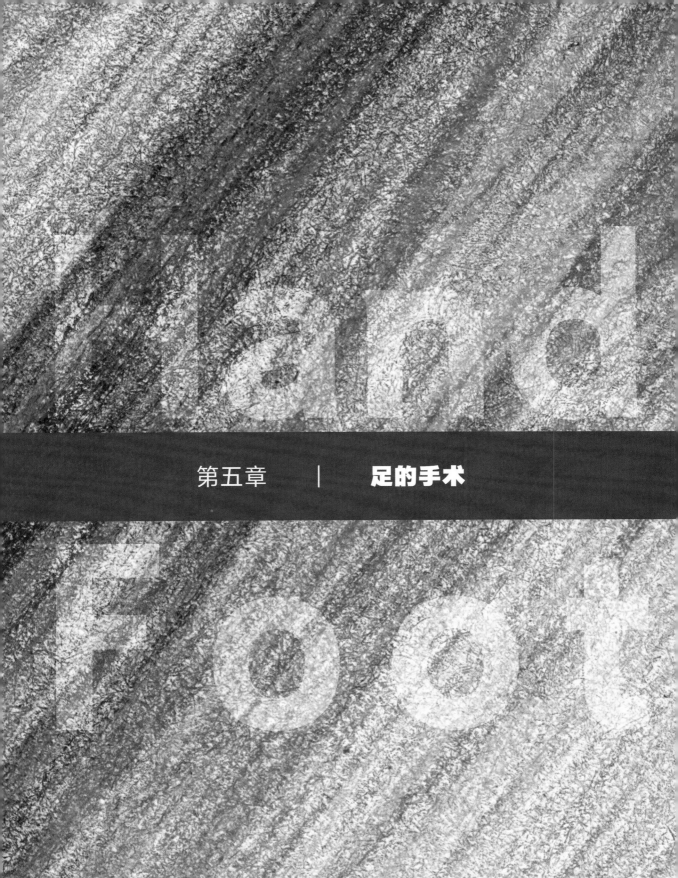

第五章 | **足的手术**

第一节

三关节融合术

【指征】

1. 14 岁以上先天性或麻痹性马蹄内翻足，经非手术治疗无效者。
2. 14 岁以上足跗关节陈旧性骨折、脱位，关节不稳、疼痛剧烈和功能障碍者。

【术前准备】

1. 详细检查踝关节周围的肌肉和神经功能，制订手术计划。
2. 摄足部 X 线片检查，确定矫正畸形应切除骨骼的部位、范围和形状。
3. 除一般准备外，必须加强足部皮肤准备，以防感染。

【麻醉】

采用硬膜外麻醉。

【体位】

仰卧。于大腿扎气囊止血带。

举例：先天性马蹄内翻足（图 5-1-1）。

【手术步骤】

1. 首先切断跖腱膜等挛缩组织（图 5-1-2）。

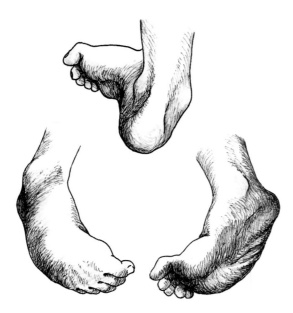

图 5-1-1　先天性马蹄内翻足

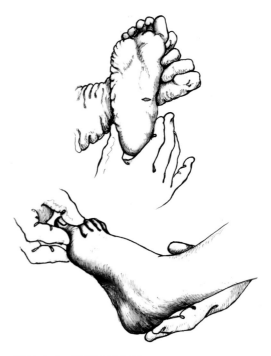

图 5-1-2　切断挛缩组织

2．采用改良的 Kocher 切口。即自外踝后缘跟距关节后方始，经跟骰关节弯向距舟关节，止于舟骨中外 1/3 处，长约 10cm 的弧形切口（图 5-1-3）。

3．切开皮肤、皮下组织及深筋膜，结扎、切断皮下静脉，显露小腿十字韧带，趾长伸肌腱，腓骨长、短肌腱和跟距关节窦的脂肪组织（图 5-1-4）。

4．切断小腿十字韧带外侧部分，切除跟距关节窦的脂肪组织后，切开并剥离跟骨和距骨的部分骨膜，显露跟距关节，再切断并剥离附着于跟骨外侧面的趾短伸肌，使其向下翻开。然后，切开并剥离跟骨、骰骨、距骨和舟骨的部分骨膜，同时切除距舟和跟骰关节囊，充分显露距舟，跟距和跟骰三个关节（图 5-1-5）。

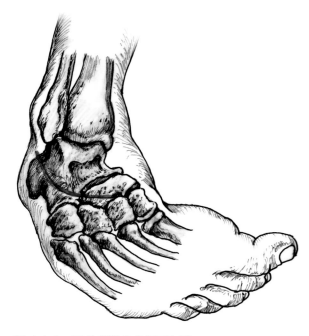

图 5-1-3　三关节融合术切口入路

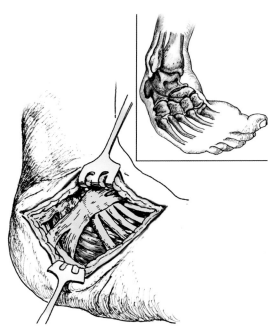

图 5-1-4　三关节融合术示意图

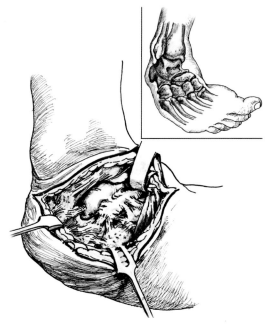

图 5-1-5　距舟、跟距、跟骰显露示意图

5. 根据足部畸形情况和术前 X 线片所设计的截骨范围,以骨刀刻痕。首先在跟骰关节上和距舟关节上截除一适当的楔形骨块,其尖端应向内下方,基底应向外上方。截除骨块后,将前足外展和背伸,矫正前足内收和下垂畸形(图 5-1-6A)。

6. 再根据足内翻情况,于跟距关节上截除另一楔形骨块,其尖端向内,基底朝外,取出骨块后,将足跟外翻,对合截骨面,矫正足跟内翻畸形(图 5-1-6B)。

7. 将跟骰、距舟及跟距三关节楔状截骨后彻底矫正马蹄内翻足畸形(图 5-1-7)。

8. 把患足放平,将各关节截骨面重新组合对正,使各关节截骨面严密对合,恢复足的正常形态(图 5-1-8)。

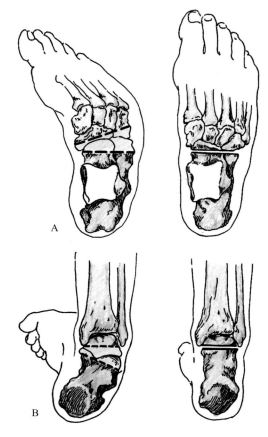

图 5-1-6　截骨及矫正

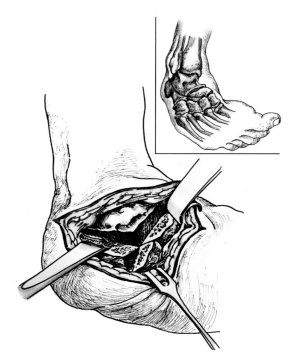

图 5-1-7　三关节楔状截骨及矫正

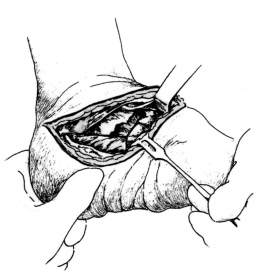

图 5-1-8　重新组合对正各关节截骨面

9. 彻底矫正足部畸形后，缝合趾短伸肌，骨膜和韧带，缝合切口。用有垫短腿管型石膏将足固定于矫正位，并塑好足弓（图 5-1-9）。放松止血带，于石膏正中剖开 0.5cm，以便在足趾肿胀时撑开。

【术后处理】

1. 术后将患肢抬高，以利于血液循环，减轻肿胀。必要时，术后 4 小时将石膏纵行全长撑开，用绷带包扎，观察血液循环。

2. 术后 10～12 周摄 X 线片检查，如骨愈合良好，可去掉石膏外固定。加强功能练习，负重和行走。

【讨论】

1. 手术中注意保护皮肤，特别是手术完毕，皮肤往往松弛。但绝不可过多切除皮肤，以免创口裂开，皮肤坏死，导致感染。

2. 手术中注意保护腓浅神经和足背动脉。

3. 截骨应适当，以彻底矫正畸形为准。

4. 施行三关节融合术时，如需同时做肌腱移位术者，应先行肌腱移位，将肌腱穿过隧道安排就绪后，待三关节对合时固定肌腱。

5. 三关节融合术的要求：①外观正常，畸形消失；②步态稳定，无内翻或外翻；③可穿普通鞋，不需穿矫正鞋；④恢复正常的三点负重；⑤可赤脚走路，行动无痛。

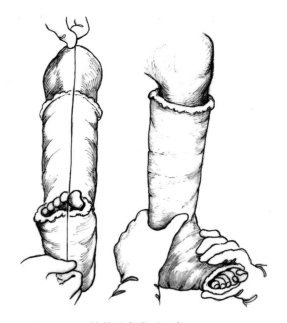

图 5-1-9　三关节融合术后固定

第二节

外翻足截骨矫正术

【指征】

青少年或成人的外翻足畸形，合并骨与关节固定性畸形者。

【麻醉】

采用硬膜外麻醉。

【体位】

仰卧。于大腿中部扎气囊止血带。

举例：脊髓灰质炎后遗足外翻畸形（图 5-2-1）。

【手术步骤】

1. 于足背内侧做长 6~8cm 与足底平行的切口。切开皮肤、皮下组织及筋膜，牵开伸趾肌腱、足背血管和神经，显露跗间关节囊及韧带（图 5-2-2）。

2. 切开其关节囊及韧带等，充分显露跗间关节（图 5-2-3）。

3. 根据临床和 X 线片检查设计截骨的范围用宽骨刀将舟骨与第一、二、三楔骨及骰骨之间做内宽外窄的楔状截骨，直至畸形矫正为止（图 5-2-4）。

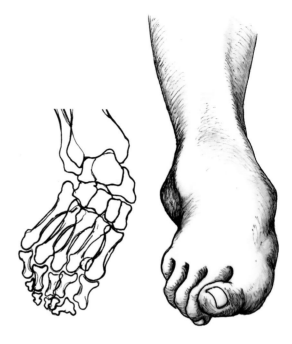

图 5-2-1　脊髓灰质炎后遗足外翻畸形

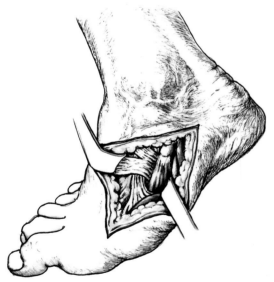

图 5-2-2　外翻足截骨矫正术切口入路

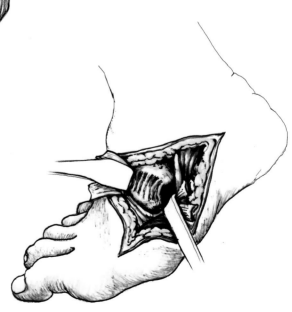

图 5-2-3　跗间关节的显露

4. 楔状截骨并取出骨块后，强力内翻前足，严密对合各截骨面，充分矫正仰趾外翻足（图 5-2-5）。

5. 最后，放松止血带，彻底止血，缝合骨膜及皮肤切口。徒手矫正足外翻畸形（图 5-2-6）。包扎后用短腿管型石膏将足固定于矫正位（图 5-2-7）。

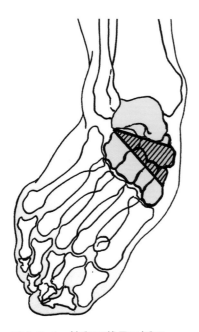

图 5-2-4　外翻足截骨及矫正

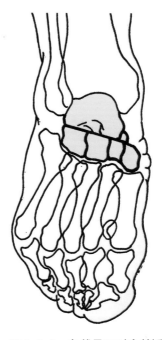

图 5-2-5　各截骨面对合并矫正

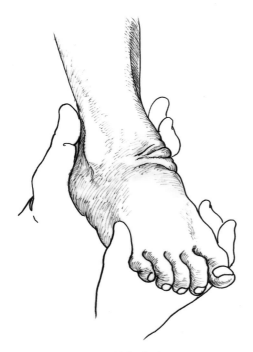

图 5-2-6　矫正足外翻畸形

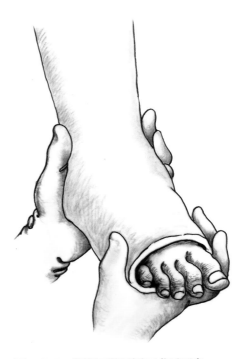

图 5-2-7　外翻足截骨矫正术后固定

【术后处理】

术后将患肢抬高，以利于血液循环。3 个月后摄 X 线片检查，如骨愈合良好，拆除石膏外固定，逐渐开始功能锻炼，负重和行走。

【讨论】

严重的仰趾外翻足应施行三关节融合术，同时注意矫正扁平足，以增加足部的稳定性，改善步态，增加负重的功能。

第三节

跗间关节楔形截骨术

【指征】

青少年或成人严重的高弓足畸形，合并骨与关节固定性畸形者。

【麻醉】

采用硬膜外麻醉。

【体位】

仰卧。于大腿中部扎气囊止血带。

【手术步骤】

1. 于足背正中做长 6～8cm 的纵行切口（图 5-3-1）。

2. 切开皮肤、皮下组织及筋膜后，将姆长伸肌腱，足背血管和神经牵向内侧，趾长伸肌腱牵向外侧，显露跗间关节囊及韧带（图 5-3-2）。切开关节囊，显露距骨头，舟状骨，1、2、3 楔骨及跟骰关节。

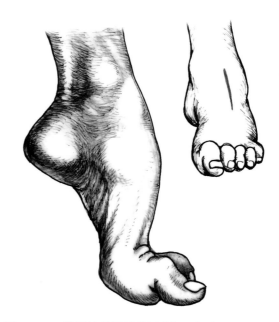

图 5-3-1　跗间关节楔形截骨术切口入路

3. 充分显露关节后，根据高弓足畸形的程度，设计楔形截骨的范围。然后，用骨刀将距舟、跟骰关节或舟楔关节上做上宽下窄的楔形截骨，直至畸形矫正为止。一般需要切除距骨头和跟骨前面的关节，切除舟骨与骰骨的后半部及关节软骨面。这样切除楔形的基底宽度1.5～2.0cm，一般可以矫正15°～25°的高弓足畸形（图5-3-3）。

4. 楔形截骨，并取出骨块后，背伸前足，严密对合各关节的截骨面，充分矫正高弓足畸形（图5-3-4）。然后，放松止血带，彻底止血，缝合骨膜及切口。包扎后用短腿管型石膏将患足固定于矫正位。

【术后处理】

术后将患肢抬高，以利于血液循环，早期戴石膏外固定下床锻炼。3个月后摄X线片检查，如骨愈合良好，去掉石膏外固定，练习负重和行走。

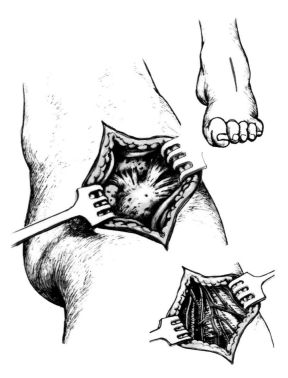

图 5-3-2　跗间关节楔形截骨术示意图

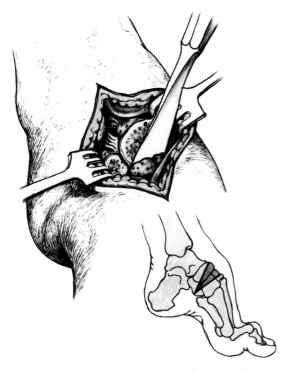

图 5-3-3　骨、关节及关节软骨面切除示意图

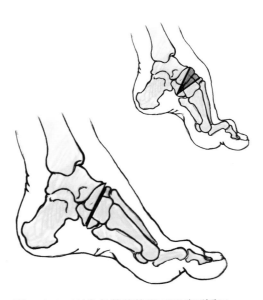

图 5-3-4　对合各关节截骨面及畸形矫正

【讨论】

1. 严重高弓足畸形，通常合并跟腱挛缩或跖腱膜挛缩。因此，必须同时施行跟腱延长或跖腱膜切断剥离术，以便提高疗效。

2. 如果高弓足畸形严重，上述方法还不足以将畸形矫正时，有时需要将舟骨切除，将1、2、3楔骨的后部关节面与骰骨的后部大半切除，使跟距前部与1、2、3楔骨与骰骨融合，手术不得超出此范围。

3. 跗间关节截骨术可以矫正高弓足畸形，但术后的长度缩短而且外形显宽。12岁以下不宜施行之。

4. 如果高弓足合并爪状趾畸形时，应同时施行趾长伸肌腱移位术矫正之。但第五趾没有趾短伸肌腱，因此不能用其趾长伸肌腱做肌腱移位。

第四节

踇外翻矫正术

【指征】

严重踇外翻畸形伴有剧烈的顽固性踇趾疼痛；或合并反复发作的踇囊炎，或合并跖趾关节骨关节炎引起趾僵硬者。

【术前准备】

参考三关节融合术。

【麻醉】

采用硬膜外麻醉。

【体位】

仰卧。于大腿扎气囊止血带。
术式如下。

一、骨赘切除术

适用于轻度踇外翻合并反复发作的踇囊炎或增生的骨赘影响踇趾活动者（图5-4-1）。

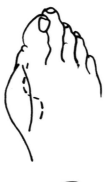
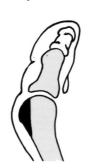
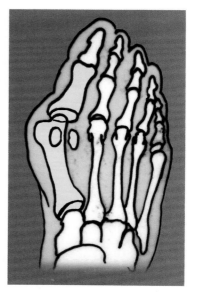

图5-4-1 轻度踇外翻伴踇囊炎或增生骨赘

【手术步骤】

1. 以第一跖趾关节为中心，做长约 3cm 足背内侧弧形切口。切开皮肤、皮下组织，向内翻开皮瓣，露出肥厚的关节囊，用剪刀沿囊壁将整个滑囊切除。然后，于跛趾关节的内侧将关节囊呈 U 形切开，并向远侧翻开关节囊瓣，显露突出的跖骨头和增生的骨赘（图 5-4-2）。

2. 用窄小的骨刀自近侧向远侧切除增生的骨赘，并切除与趾骨不相接触的跖骨头的内侧部分，修平骨嵴（图 5-4-3）。

3. 向内侧牵正跛趾并矫正畸形后，将切开的关节囊瓣复回原位进行重叠缝合（图 5-4-4）。

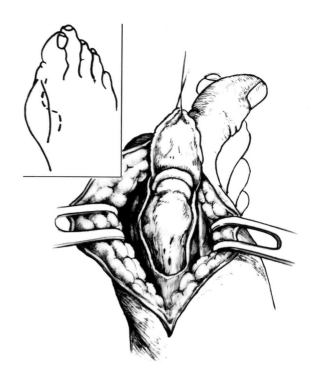

图 5-4-2　骨赘切除术示意图

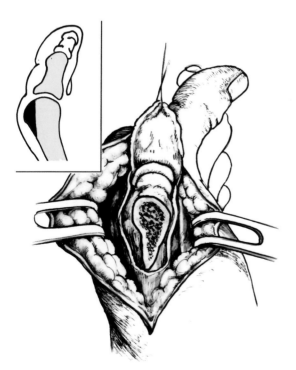

图 5-4-3　骨嵴修平示意图

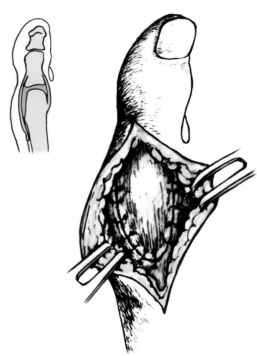

图 5-4-4　关节囊瓣复回原位重叠缝合示意图

4. 放松止血带，仔细止血，冲洗创口，缝合切口。包扎后用石膏或木制夹板将跛趾固定于矫正位（图 5-4-5）。

【术后处理】

术后将患肢抬高，1 周后下床活动，2 周拆线，并负重和行走。

二、Keller 手术

适用于严重跛外翻畸形伴顽固性跛趾痛；或合并骨关节炎引起趾僵硬者。

【手术步骤】

1. 以第一跖趾关节为中心，沿跛趾肌腱内侧做长 4～5cm 足背内侧弧形切口。切开皮肤、皮下组织，向内侧翻开皮瓣，显露并切开第一跖趾关节囊和骨膜，剥离近侧趾骨上半部，于骨膜下剥离，显露跛收肌腱（图 5-4-6）。

2. 用骨膜剥离器向外撬出近节趾骨，以钢丝线锯截断其基底的 1/3～1/2，并摘除之。然后，用窄小骨刀自近侧向远侧切除增生的骨赘，使其宽度与跖骨干相适应，但应保留关节面（图 5-4-7）。

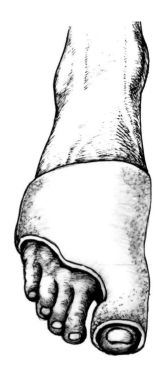

图 5-4-5　骨赘切除术后包扎及固定

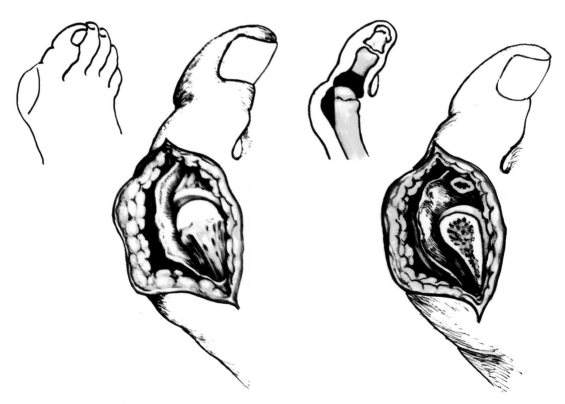

图 5-4-6　Keller 手术入路示意图

图 5-4-7　Keller 手术示意图

3. 放松止血带,仔细止血,冲洗创口,将
跖骨切除后所余的骨膜和关节囊做 8 字形缝合
(图 5-4-8)。使两骨端隔开,保证术后行走无
痛。逐层缝合切口。包扎后用石膏或木制夹板
将踇趾固定于矫正位。

术后将患肢抬高,1 周后下床活动,2 周后
拆线,练习负重和行走。3~4 周去掉石膏外固
定,加强踇长屈肌功能练习。

三、Mc Bride 手术

【手术步骤】

1. 以第一跖趾关节为中心,沿跖骨的外
侧,做长约 5cm 背侧弧形切口。切开皮肤、皮
下组织,沿肌腱膜切至关节囊(图 5-4-9)。

2. 显露踇趾外侧的子骨,并将其变形的子
骨切除。分离踇收肌及踇短屈肌外侧头的联合
腱,并于其近位趾骨止点处切断(图 5-4-10)。

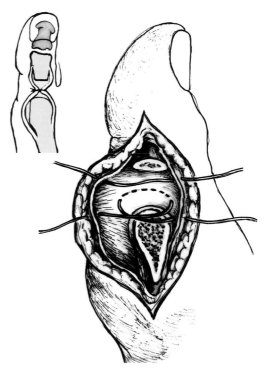

图 5-4-8　Keller 手术缝合方法

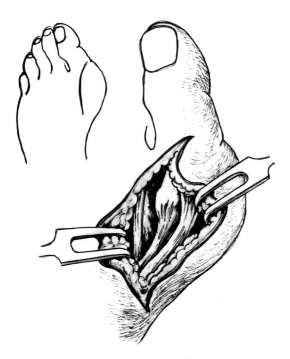

图 5-4-9　Mc Bride 手术切口示意图

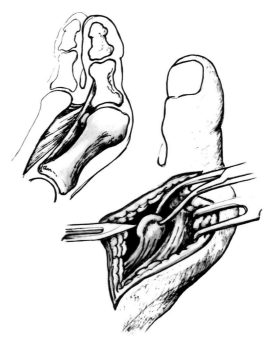

图 5-4-10　Mc Bride 手术示意图

3. 牵开内侧皮瓣，用窄小骨刀自近侧向远侧切除跖骨头内侧面与趾骨不相适应的软骨面和骨赘，并修平骨嵴。然后，矫正跖骨与趾骨的位置，恢复跖趾关节正常轴线，将联合肌腱移至跖骨颈外侧与跖骨头的关节囊缝合固定（图 5-4-11）。放松止血带，仔细止血，冲洗创面，缝合切口。用石膏或木制夹板将𧿹趾固定于矫正位。

术后处理：同 Keller 手术。

【讨论】

Mc Bride 手术原法用两个切口显露和操作，作者用一个切口完成此手术。

四、第一跖骨截骨术

适用于跖骨内翻显著，跖趾关节呈现半脱位者。

【手术步骤】

根据截骨部位可分为：

1. 跖骨基底部截骨术（图 5-4-12）。
2. 跖骨干部截骨术（图 5-4-13）。

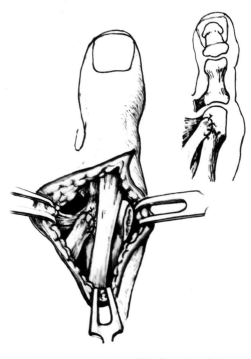

图 5-4-11　Mc Bride 手术缝合固定示意图

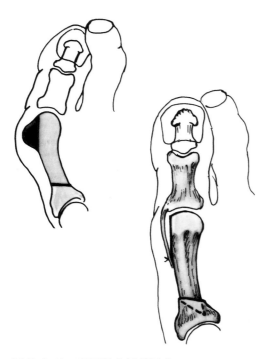

图 5-4-12　跖骨基底部截骨术

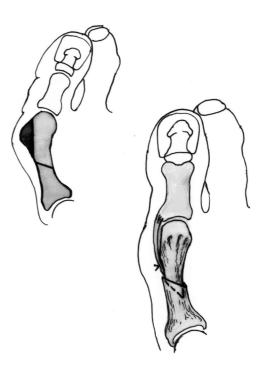

图 5-4-13　跖骨干部截骨术

3. 跖骨颈部截骨术（图 5-4-14）。

【术后处理】

同 Keller 手术。

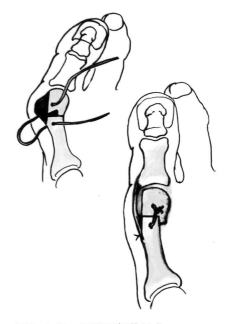

图 5-4-14　跖骨颈部截骨术

第五节

跟腱延长术

【指征】

1. 先天性马蹄内翻足畸形，未治疗或经非手术治疗失败者。

2. 后天性马蹄足、马蹄内、外翻足畸形，未治疗或经非手术治疗失败者。

3. 马蹄足，马蹄内、外翻足畸形，合并骨与关节畸形，年龄在 12~14 岁以上者，施行骨与关节手术同时进行跟腱延长术。

【麻醉】

采用局麻或硬膜外麻醉。

【体位】

俯卧或仰卧小腿外旋位。于大腿中部扎气囊止血带。
举例：脊髓灰质炎后遗马蹄足畸形。

【手术步骤】

1. 采用跟腱内侧纵弧形切口，长 8~10cm。切开皮肤、皮下组织，将足背伸，于跟腱正中纵行切开跟腱鞘膜，显露跟腱（图 5-5-1）。

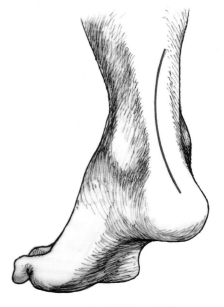

图 5-5-1　跟腱延长术切口入路

2. 将跟腱显露并游离后，伸直膝关节，用力背伸前足，使跟腱紧张，将尖刀自跟腱附着部上 1cm 处呈额状面插入，再向跟腱近心端平行切开，当切至接近肌腱和肌腹交界处时，逐渐移向浅面，将浅层腱片切断。翻开浅层腱片，再将深层腱片于跟腱附着部切断，形成浅、深两层等厚的腱片（图 5-5-2）。

3. 用力背伸前足，使切开的跟腱伸开，以矫正马蹄足畸形。随后对合两腱片，用丝线将两断端做结节缝合（图 5-5-3）。放松止血带，彻底止血，仔细缝合跟腱鞘膜和腱周围疏松组织，以防粘连。最后，缝合切口。用短腿管型石膏固定。

4. 另一种常用的跟腱延长法是跟腱显露游离后，用尖刀自跟腱正中插入，做矢状面切开，如为马蹄内翻足畸形者，于跟腱下端切断内侧半，其上端切断跟腱外侧半；如为马蹄外翻足畸形者，于下端切断跟腱外侧半，上端切断其内侧半（图 5-5-4）。

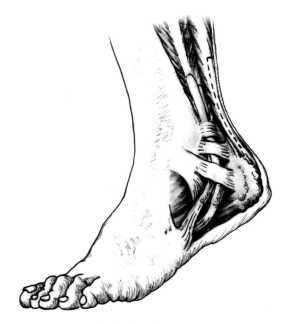

图 5-5-2　跟腱延长术示意图

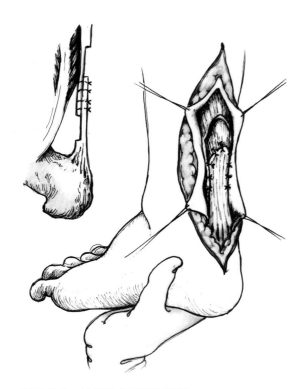

图 5-5-3　结节缝合两腱片断端

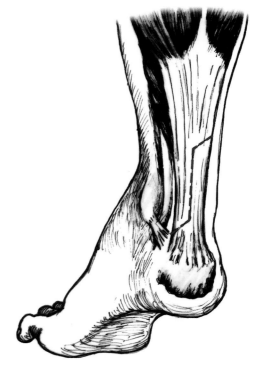

图 5-5-4　切断跟腱方法

5. 用力背伸前足，使切开的左、右等宽腱片伸开，以矫正马蹄足畸形。于是将两腱片重叠的边缘用丝线间断内翻缝合（图 5-5-5）。

6. 放松止血带，彻底止血，仔细地缝合跟腱鞘膜和腱周围疏松的结缔组织，以防粘连（图 5-5-6）。

7. 最后，缝合切口。用短腿管型石膏固定（图 5-5-7）。

【术后处理】

术后将患肢抬高，4~6 周后去掉石膏外固定，练习踝关节伸屈活动，锻炼负重和行走。若同时施行骨与关节手术者，应延长石膏固定时间，待骨愈合后，拆除石膏，加强踝关节功能练习，逐渐锻炼负重和行走。

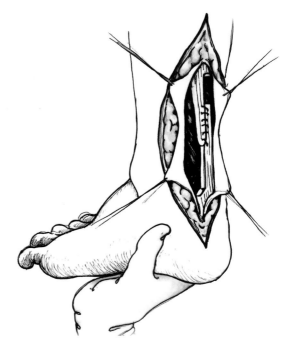

图 5-5-5　间断内翻缝合两腱片重叠边缘

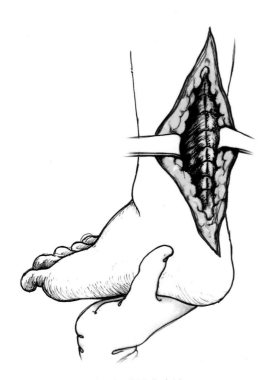

图 5-5-6　跟腱延长术缝合方法

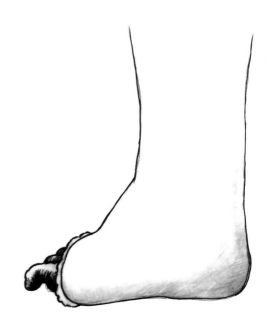

图 5-5-7　跟腱延长术后固定

【讨论】

1. 跟腱切断术：适用于大脑瘫所致跟腱挛缩，或跟腱周围明显粘连，或踝关节固定术同时需要延长跟腱者。即于跟腱止点上方 2～3cm 处皮肤上，做纵行或横行小切口。随后，以尖刀插入皮下横行切断跟腱（图 5-5-8）。但应保留腱膜。随即用力背伸前足，矫正畸形。皮肤切口不缝合或仅缝 1 针即可。术后用短腿管型石膏固定。

2. 跟腱部分切断延长术：适用于小儿跟腱延长不多的病例。即将跟腱上部切断内侧半，于其下部切断外侧半；或在跟腱上部切断外侧 2/3，在其下部切断内侧 2/3，将足背伸，延长跟腱，矫正畸形。肌腱断端不缝合。缝合切口后，用短腿管型石膏固定。

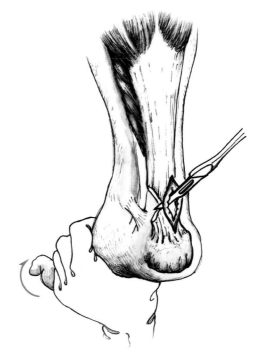

图 5-5-8　跟腱切断术示意图

第六节

跖腱膜切断术

【指征】

1. 跖腱膜挛缩者。
2. 高弓足畸形，或须同时施行软组织、骨与关节矫正术者。

【麻醉】

采用硬膜外麻醉或全麻。

【体位】

仰卧，将膝关节屈曲外旋，使足内缘向上。于大腿中部扎气囊止血带。

【手术步骤】

1. 采用足内缘切口。即于足跟内侧，沿跖侧皮肤与背侧皮肤交界处，自跟骨内侧突至第一楔骨做长 3～5cm 切口（图 5-6-1）。

2. 切开皮肤、皮下组织，用骨膜剥离器向足底侧剥开纤维脂肪组织，显露跖腱膜在跟骨的附着部。然后，用力将前足背伸，使跖腱膜紧张。用尖刀紧贴跟骨将跖腱膜的附着部横行切开（图 5-6-2）。但切勿损伤跟骨骨膜，以免日后形成跟骨刺引起疼痛。再用骨膜剥离器自跟骨结节处剥离开趾短屈肌的附着部，并连同跖腱膜一起推向前侧。

3. 待全部切断或剥离跖腱膜后，高弓足畸形将得以矫正（图 5-6-3）。在切断或剥离跖腱膜时，切勿损伤位于趾短屈肌两侧的足底内、外侧血管和神经。为提高疗效，通常需要同时施行跟腱延长术。最后，放松止血带，仔细止血，缝合切口。放平足底后，用短腿前、后石膏托固定。

【术后处理】

术后将患肢抬高，两周去掉石膏托，拆除缝线，开始练习负重和行走。如畸形较重，或同时施行骨与关节手术，应适当延长外固定时间。

【讨论】

皮下跖腱膜切断术：即于足底皮下切断挛缩的跖腱膜。术者左手握住前足，并用力背伸前足后，可见挛缩的跖腱膜明显耸起，右手持小尖刀，于耸起处横行切一小口。然后，将刀刃伸入皮下，按顺时针旋转刀刃，使其垂直跖腱膜，自外侧向内侧横行切断挛缩的跖腱膜外侧部分；依同法，自内侧向外侧横行切断内侧挛缩的跖腱膜，最后全部切断，并离开，随之矫正高弓足畸形。皮肤切口不缝合或仅缝合1针（图 5-6-4）。

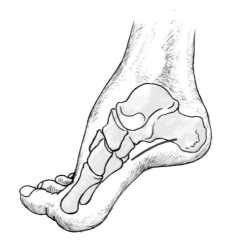

图 5-6-1　跖腱膜切断术切口入路

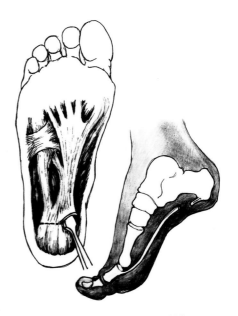

图 5-6-2　横行切开跖腱膜附着部

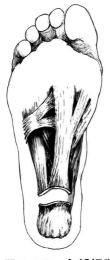

图 5-6-3　全部切断或剥离跖腱膜

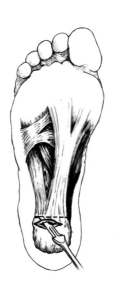

图 5-6-4　皮下跖腱膜切断术示意图

第七节

腓骨长肌腱移位代胫前肌术

腓骨长肌应用解剖（图 5-7-1）。

【指征】

胫前肌、胫后肌瘫痪所致外翻足畸形，而腓骨长、短肌正常者。

【麻醉】

采用硬膜外麻醉或全麻。

【体位】

仰卧。于大腿中部扎气囊止血带。

举例：脊髓灰质炎后遗外翻足畸形（图 5-7-2）。

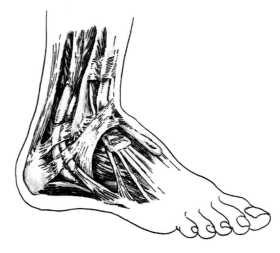

图 5-7-1　腓骨长肌应用解剖

【手术步骤】

1. 于足外侧第五跖骨基底处做一长约 3cm 纵行切口①。于小腿下 1/3 外侧，沿腓骨做长 5～6cm 纵行切口②（图 5-7-3）。

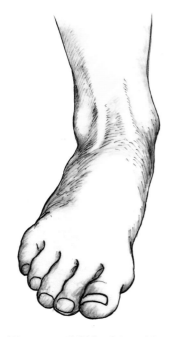

图 5-7-2　脊髓灰质炎后遗外翻足畸形

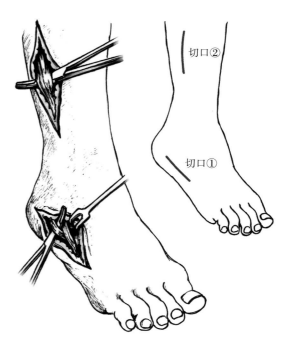

图 5-7-3　腓骨长肌腱移位代胫前肌术示意图

2．切开切口①，于第五跖骨基底部显露腓骨长、短肌腱。腓骨长肌腱经骰骨下面附着于第一跖骨；腓骨短肌腱附丽于第五跖骨基底。当认清腓骨长肌腱后，用弯止血钳伸入肌腱下方，暂不做切断。沿切口②切开皮肤、皮下组织及深筋膜，显露腓骨长肌腱，沿腓骨长肌腱两侧缘切开腱旁膜，将其充分游离，并轻轻地向近心端牵拉，证实是腓骨长肌腱（图5-7-3）。将其于第五跖骨基底部切断，在肌腱近心端缝一支持线，远心端缝合固定于腓骨短肌上，以避免减弱足的跖屈，外翻力量。然后，将腓骨长肌腱自切口①牵至切口②，用生理盐水纱布保护，以防干燥。缝合切口①。

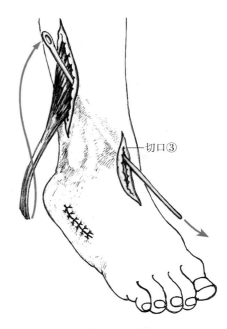

3．于足背内侧，沿第二楔骨做长2~3cm纵行切口③。切开皮肤、皮下组织和筋膜，尽量保护足背静脉。然后，用长止血钳自此切口呈直线向切口②做宽度适宜的皮下隧道（图5-7-4）。用探针将腓骨长肌腱由切口②牵至切口③中，检查肌腱无扭转呈直线后，缝合切口②。

图 5-7-4 制作皮下隧道

4．先用细的不锈钢丝将肌腱断端做"8"字缝合。再于第二楔骨背侧切开骨膜，以手摇钻于其背面向跖面垂直钻骨孔。进一步扩大骨孔后，用一直而长的针头经足背骨孔穿过足底软组织，并由皮肤穿出。以此针为标志，将粗针套入其外，并自足底返回足背，拔出足背细针头，再将系肌腱的钢丝两头均插入粗针内，自足底引出。此时将足背伸5°，内翻位，拉紧肌腱，使肌腱断端进入骨孔。套上纽扣，拧紧固定（图5-7-5）。

5．于是将腓骨长肌腱移位于第二楔骨上，代替了胫前肌的功能（图5-7-6）。

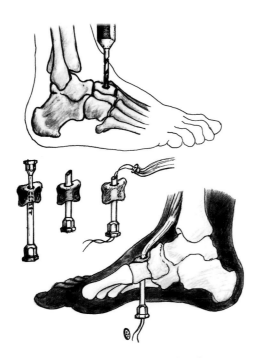

图 5-7-5 肌腱断端拉入骨孔并固定

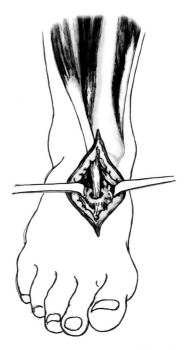

图 5-7-6 腓骨长肌腱移位于第二楔骨

6. 最后，放松止血带，仔细止血，冲洗创口，缝合切口。包扎后将患足置于背伸，稍内翻位，用短腿管型石膏固定（图5-7-7）。

术后将患肢抬高，以利于血液循环。4~6周去掉石膏外固定，拔出钢丝，开始进行主动功能练习，并辅以理疗和按摩。

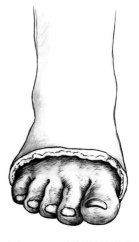

图 5-7-7　腓骨长肌腱移位代胫前肌术后固定

第八节
胫前肌腱外移术

【指征】

腓骨长肌、腓骨短肌瘫痪所致的足内翻畸形，而胫前肌正常者。

【麻醉】

采用硬膜外麻醉。

【体位】

仰卧。于大腿中部扎气囊止血带。

【手术步骤】

1. 切口：共三个切口（图5-8-1）。

切口①：于胫前肌附着部，即第一楔骨的背面做长约5cm纵行切口。切口②：于小腿下1/3，沿胫骨嵴稍外侧做长3~5cm纵行切口。切口③：于足背外侧骰骨背面，做长约3cm纵行切口。

2. 沿切口①切开皮肤、皮下组织，仔细解剖胫前肌的附着部后，连同其远侧筋膜一起切下。牵引断端，沿肌腱向上切开部分韧带和腱鞘，再进一步向近心端做充分游离（图5-8-2）。

3. 在切口②中，切开小腿深筋膜，显露和游离胫前肌至

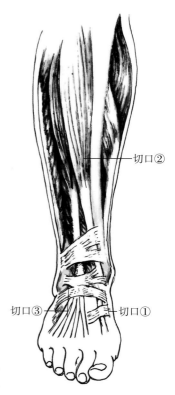

图 5-8-1　胫前肌腱外移术切口入路

肌腹，将切断的胫前肌腱牵至切口②（图5-8-3），并用生理盐水纱布保护，以防干燥。缝合切口①。

4. 沿切口③切开皮肤、皮下组织，由此切口向切口②做直而宽的皮下隧道，将胫前肌腱经此隧道牵至切口③中。缝合切口②。然后，向外剥离趾短伸肌，显露骰骨，在骰骨上钻骨孔，并扩大之。于足背伸，稍外翻位，将肌腱断端经骨孔穿出足底皮外，拉紧后用抽出钢丝法固定（图5-8-4）。具体操作方法与腓骨长肌腱移位代胫前肌术相同。最后，放松止血带，止血，缝合切口③。包扎后将患足置于背伸，稍外翻位，用短腿石膏托固定。

【术后处理】

同腓骨长肌腱移位代胫前肌术。

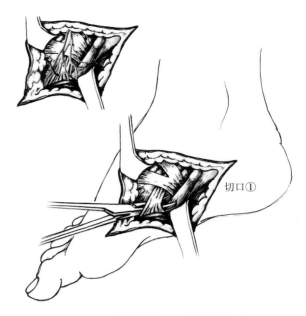

图 5-8-2　胫前肌腱外移术切口①操作示意图

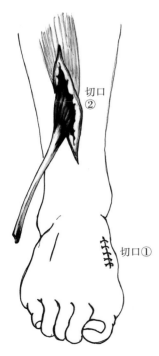

图 5-8-3　胫前肌腱外移术切口②操作示意图

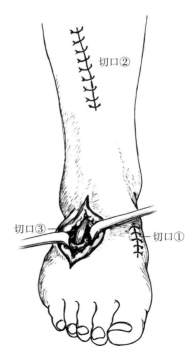

图 5-8-4　胫前肌腱外移术切口③操作示意图

第九节

胫后肌腱移位代胫前肌术

应用解剖（图5-9-1）。

【指征】

胫前肌瘫痪，或合并腓骨长、短肌瘫痪的马蹄内翻足畸形者。

【麻醉】

采用硬膜外麻醉或全麻。

【体位】

仰卧，于大腿中部扎气囊止血带。

【手术步骤】

1. 于足背内侧，以舟骨结节为中心做长约3cm纵行切口①。切开皮肤、皮下组织，显露胫后肌的附着部，将该肌腱的附着部连同远端筋膜一并切下，继续向近心端游离肌腱，在内踝上方划切口线（图5-9-2）。

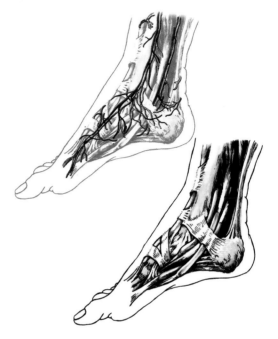

图5-9-1　足内侧应用解剖

2. 于小腿下1/3处，沿胫骨后缘做长约5cm纵行切口②。切开皮肤、皮下组织及深筋膜后，游离胫后肌腱。注意切勿损伤位于其后方的胫后神经和血管。充分游离后将其由切口②牵出（图5-9-3）。用生理盐水纱布保护，以防干燥。

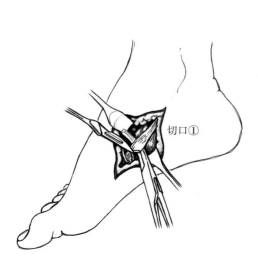

图5-9-2　胫后肌腱移位代胫前肌术切口入路

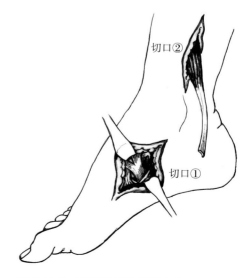

图5-9-3　游离胫后肌腱并牵出

3. 于小腿中、下 1/3 交界处，沿胫骨前嵴稍外侧做长约 10cm 纵行切口③。切开皮肤、皮下组织及深筋膜，显露小腿前侧的肌肉。自胫前肌与胫骨之间隙进入，向两侧牵开软组织并保护胫前血管和神经，显露骨间膜。然后，于小腿中、下 1/3 交界处用尖刀切开并切除骨间膜，制成长 4~5cm 宽敞骨间膜窗。但不可损伤骨膜，以防日后形成骨刺。

形成骨间膜窗后，以手指在切口②中向前推送胫后肌腱，当于骨间膜窗处见到该肌后，即可用止血钳将其牵至切口③内（图 5-9-4）。

4. 于足背正中做长约 3cm 纵行切口④。切开皮肤、皮下组织。用长弯止血钳向切口③做直而宽的皮下隧道，将胫后肌腱经此隧道牵至切口④中。然后，显露第三楔骨，切开骨膜，于该骨上用手摇钻向跖侧钻骨孔，并扩大之。用细不锈钢丝"8"字缝合肌腱断端，将钢丝穿过骨孔，经足底软组织并由皮肤穿出，使肌腱断端引入骨孔内。拉紧肌腱，调节好张力后，将足置于矫正位，套上纽扣，拧紧固定（图 5-9-5）。放松止血带，仔细止血，缝合全部切口。如合并其他畸形，应同时做相应处理。术后将足置于背伸外翻位，用小腿石膏托固定。

【术后处理】

同腓骨长肌腱移位代胫前肌术。

【讨论】

Ober 手术：胫后肌腱可由切口②，经过胫骨前侧皮下隧道直达足背，固定在第三楔骨上。固定方法同前。

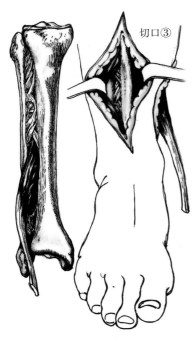

图 5-9-4　胫后肌腱移位代胫前肌术示意图

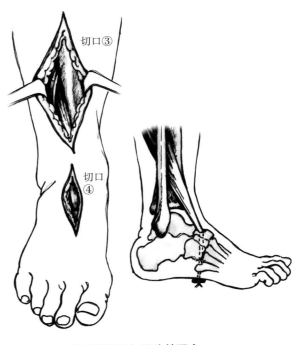

图 5-9-5　肌腱断端引入骨孔并固定

第十节

腓骨长肌腱移位代跟腱术

【指征】

小腿三头肌瘫痪所致仰足畸形，而腓骨长、短肌正常者。

【麻醉】

采用硬膜外麻醉。

【体位】

仰卧或侧卧。于大腿中部扎气囊止血带。

举例：脊髓灰质炎后遗仰足畸形（图 5-10-1）。

【手术步骤】

1. 于足背外侧，第五跖骨基底部做长约 3cm 纵行切口。显露腓骨长、短肌腱，认清腓骨长肌腱后，将其于第五跖骨基底部切断，并向近心端游离，于肌腱近心端缝一针支持线（图 5-10-2）。

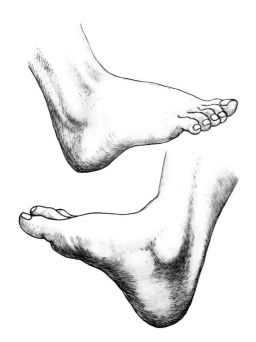

图 5-10-1 脊髓灰质炎后遗仰足畸形

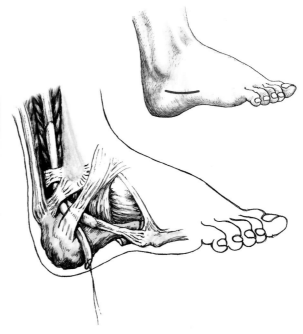

图 5-10-2 腓骨长肌腱移位代跟腱术切口入路示意图

2. 于小腿下 1/3 后侧，沿跟腱外缘做长约 8cm 纵行切口②。显露腓骨长肌腱和跟腱。游离腓骨长肌腱，并从切口①牵至切口②中（图 5-10-3）。

3. 于跟骨结节外侧切开骨膜，用骨钻自跟骨结节外侧面向内侧面钻骨孔，并扩大成骨洞。此时，将足跖屈，使肌腱断端进入骨洞，拉紧肌腱，调节好肌张力后，缝合固定于跟骨内侧骨膜和附近软组织上。缝合切口①（图 5-10-4）。

4. 最后，放松止血带，仔细止血，冲洗创口，缝合切口②。包扎后用短腿管型石膏将踝关节固定于跖屈 10°~20° 位（图 5-10-5）。

【术后处理】

术后将患肢抬高，以利于血液循环。6~8 周去掉石膏外固定，进行主动功能练习，负重和行走。

【讨论】

腓骨长肌腱与胫后肌腱移位代跟腱术：将腓骨长肌腱与胫后肌腱分别自足的内、外侧游离出来，而后汇合一起固定在跟腱上，或将两肌腱远心端固定于跟骨内。如此，使足内、外侧力量较均衡，疗效优于单一腓骨长肌腱移位术。

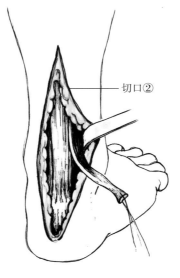

切口②

图 5-10-3 腓骨长肌腱游离示意图

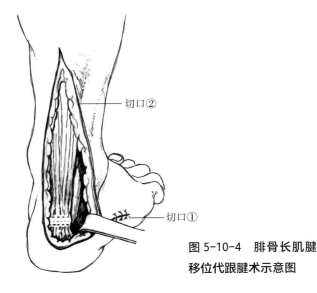

切口②

切口①

图 5-10-4 腓骨长肌腱移位代跟腱术示意图

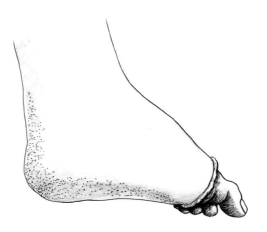

图 5-10-5 腓骨长肌腱移位代跟腱术后固定

第十一节

腓肠肌前移术

【指征】

胫前肌，腓骨长、短肌，或伸趾肌瘫痪，而腓肠肌正常者。

【麻醉】

采用硬膜外麻醉。

【体位】

先健侧卧位，而后改为仰卧位。于大腿中部扎气囊止血带。

【手术步骤】

1. 采用小腿后正中纵弧形切口。其下方偏外侧，并经外踝弯向足背外侧。切开皮肤，皮下组织及筋膜，锐性分离皮瓣，向两侧牵开，显露全部腓肠肌（图5-11-1）。

2. 钝性分离腓肠肌与比目鱼肌，并将小腿三头肌组成的跟腱部分进行冠状面劈开（图5-11-2）。

3. 于正中线分离腓肠肌内、外侧头，并将跟腱分成两束，于止点处切断之（图5-11-3）。

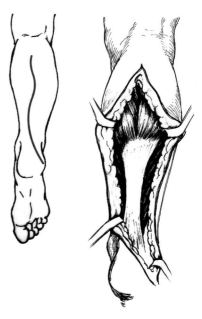

图 5-11-1 腓肠肌前移术切口入路及显露腓肠肌

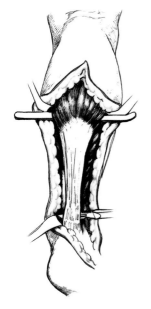

图 5-11-2 冠状面劈开小腿三头肌跟腱部分

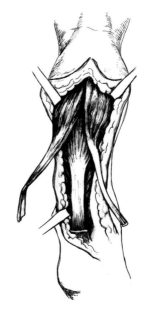

图 5-11-3 于跟腱两束止点处切断

4. 显露腓骨短肌腱，将其于踝后切断，抽出远心端部分移于踝前，把踝关节置于功能位，调节好肌张力后，将两腱做编织缝合固定（图 5-11-4）。腓骨短肌近心端可与腓骨长肌缝合固定。

5. 足背前内侧做纵行小切口，显露胫前肌腱。将腓肠肌内侧经胫骨下 1/3 皮下隧道，与切断的胫前肌腱远心端编织缝合固定（图 5-11-5）。

6. 这时足的两侧的肌力平衡，并处于功能位（图 5-11-6）。放松止血带，彻底止血，冲洗创口，分别缝合各切口。包扎后用长腿功能位石膏托固定。

【术后处理】

同腓骨长肌腱移位代胫前肌术。

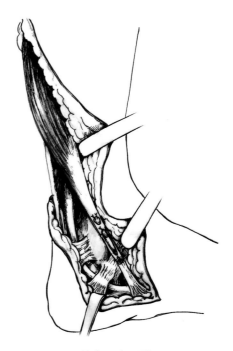

图 5-11-4　缝合固定两腱

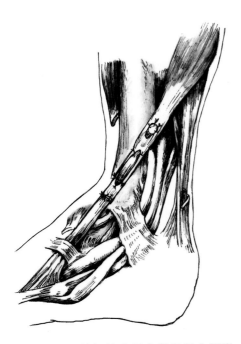

图 5-11-5　编织缝合固定腓肠肌内侧半和切断的胫前肌腱远心端

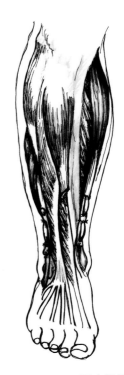

图 5-11-6　足功能位

第十二节

踝关节稳定术

【指征】

足踝部肌肉广泛瘫痪所致的垂足畸形者。

【麻醉】

采用硬膜外麻醉。

【体位】

仰卧。于大腿中部扎气囊止血带。

【手术步骤】

1. 于小腿前侧中、下 1/3 处，沿胫骨嵴做长 8～10cm 纵行切口①。显露胫前肌腱并将其切断；于小腿外侧中、下 1/3 处做长 3～5cm 纵行切口②。显露腓骨长肌腱并将其切断，再于外踝下方做长约 3cm 纵行切口③。在此切口中将腓骨长肌腱自外踝前方抽出，用盐水纱布保护，以免干燥（图 5-12-1）。

2. 用长弯钳自切口③向切口①做直而宽的皮下隧道，将腓骨长肌腱经此隧道引至切口①中，缝合切口②（图 5-12-2）。

3. 于切口①内显露胫骨的内、外侧面，并于其中、下 1/3 处钻骨孔，进一步扩大成骨洞（图 5-12-3）。

4. 将胫前肌腱和腓骨长肌腱远心端分别自骨洞的内、外侧交叉穿过。把踝关节置于功能位，拉紧两肌腱后彼此互相缝合固定（图 5-12-4）。最后，放松止血带，彻底止血，冲洗创口，分别缝合各切口。包扎后用长腿前、后石膏托将踝关节固定于功能位。

【术后处理】

同胫前肌腱外移术。

【讨论】

该手术很少单独施行。因为肌腱本身无收缩力（即动力），只能起悬吊作用，长期牵拉后松弛而失去其作用，故不常应用。

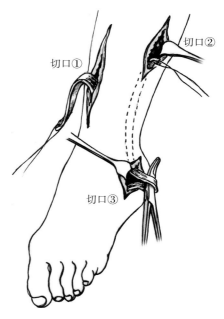

图 5-12-1　踝关节稳定术切口入路及示意图

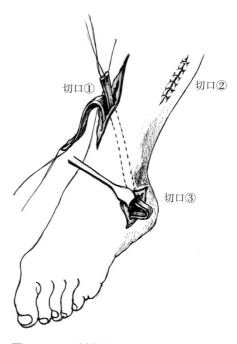

图 5-12-2　制作皮下隧道及牵引腓骨长肌腱

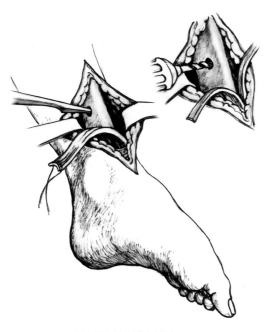

图 5-12-3　钻骨孔并制作骨洞

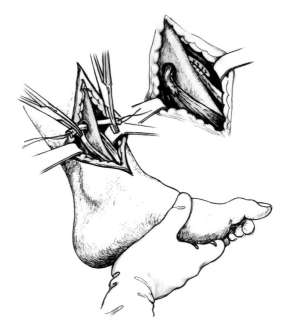

图 5-12-4　缝合固定两肌腱

第十三节

姆长伸肌腱后移术

【指征】

1. 原发的足内在肌瘫痪所致锤状趾畸形者。

2. 脊髓灰质炎所致胫前肌瘫痪形成锤状趾畸形者。

3. 其他原因引起锤状趾畸形者。

【麻醉】

采用硬膜外麻醉或全麻。

【体位】

仰卧。于大腿中部扎气囊止血带。

举例：脊髓灰质炎后遗锤状趾畸形
（图 5-13-1 ）。

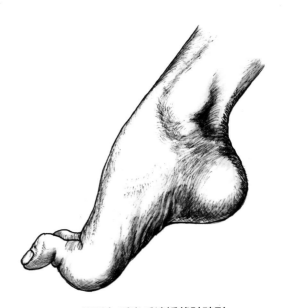

图 5-13-1　脊髓灰质炎后遗锤状趾畸形

【手术步骤】

1. 采用姆趾背侧内缘切口。即自趾间关节至第一跖骨中 1/3，做长约 5cm 纵弧形切口。切开皮肤、皮下组织后，于姆长伸肌腱上纵行切开其腱鞘，显露姆长伸肌腱（图 5-13-2）。

2. 于该肌腱止点 2cm 处将其切断，姆长伸肌腱残端与姆短伸肌腱或趾间关节囊缝合（图 5-13-3）。

3. 向近心端游离肌腱至跖骨中部，纵行切开骨膜并稍加剥离后，显露第一跖骨干，用手摇钻于跖骨颈处两侧钻孔，使两孔相通，并加以扩大。然后，将切断的姆长伸肌腱近心端自外侧经骨孔由内侧抽出，拉紧抽出的腱端，并用拇指托起第一跖骨头，纠正跖骨头下垂畸形。于踝关节背伸位调节好肌张力后，将肌腱断端反折回转后再与姆长伸肌腱自相缝合固定（图 5-13-4）。

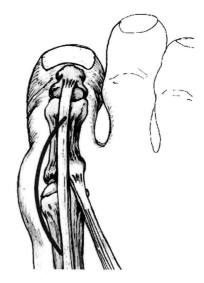

图 5-13-2 姆长伸肌腱后移术切口入路及显露姆长伸肌腱

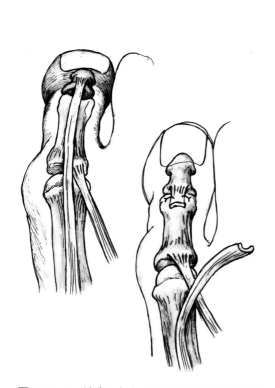

图 5-13-3 缝合姆长伸肌腱残端与姆短伸肌腱或趾间关节囊

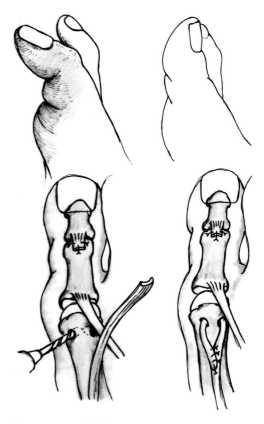

图 5-13-4 姆长伸肌腱后移术示意图

4. 矫正锤状趾畸形后（图 5-13-5），放松止血带，仔细止血，缝合切口。用短腿石膏托固定。

【术后处理】

术后将患肢抬高，2 周后拆线，4~6 周去掉石膏托，开始进行踝关节功能练习。如同时施行其他骨与关节手术时，应适当延长外固定时间。拆除石膏托后，加强功能锻炼，逐渐开始练习负重和行走。

【讨论】

1. 如单独施行姆长伸肌腱止点后移术不能完全纠正畸形时，可切开趾间关节，自近心端向远端钻入克氏针穿出趾尖，再返回穿入近心端趾骨以矫正畸形。但钢针不宜穿过跖趾关节（图 5-13-6）。缝合关节囊，3 周后拔出克氏针，进行功能锻炼。

2. 对 12~14 岁以上严重畸形不能矫正者，可以切开关节囊，楔形切除趾间关节软骨，矫正畸形后，用克氏针固定（图 5-13-7）。缝合切口，用短腿石膏托固定。外露的克氏针尖用消毒的橡皮塞套住，以免缩入皮肤。6 周后去掉石膏外固定，拔出钢针，练习活动。

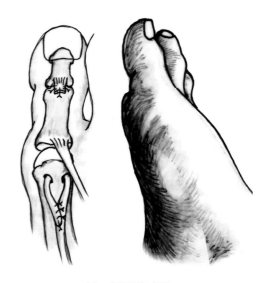

图 5-13-5　矫正锤状趾畸形

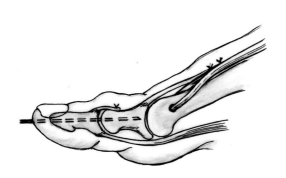

图 5-13-6　克氏钢针钻入位置

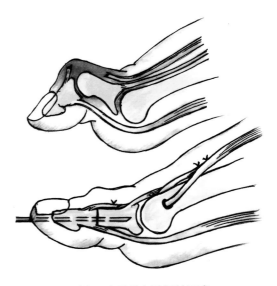

图 5-13-7　矫正畸形后克氏钢针固定

第十四节

足底神经血管蒂皮瓣移位术

【应用解剖】

胫后动脉经内踝的后方转入足底，至足部姆外展肌的深层分为足底内、外侧动脉。前者经足部姆外展肌与趾短屈肌之间前行，其皮肤支至足底内侧皮肤；后者经趾短屈肌与足底方肌之间斜向外侧走去，其终支与足底深支构成足弓。

足底内、外侧静脉分别与同名动脉伴行。足底内、外侧神经与同名动脉伴行，在其伴行中分别向足底内、外侧皮肤分支（图 5-14-1）。

【指征】

足跟部皮肤瘢痕挛缩、疼痛、不稳定或成为慢性溃疡者。

【麻醉】

采用硬膜外麻醉。

【体位】

仰卧，患肢屈曲，外旋。于大腿扎气囊止血带。
举例：足跟部慢性溃疡（图 5-14-2）。

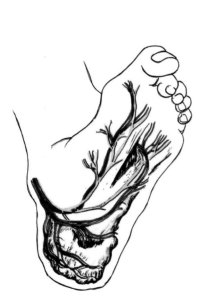

图 5-14-1　足底内、外侧静脉及内、外侧神经应用解剖

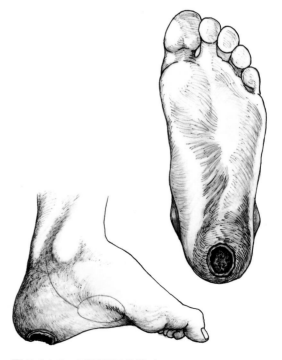

图 5-14-2　足跟部慢性溃疡

【手术步骤】

1. 以足跟部瘢痕和溃疡为中心，沿瘢痕周围正常皮肤做环形切开，切除全部瘢痕组织与溃疡，直至骨面，并将坏死骨切除，形成新鲜骨创面。用1‰新洁尔灭溶液浸泡和盐水冲洗创面。根据足跟部新形成的创面大小、形态，于患足底中部胫侧皮肤上，用亚甲蓝画出稍大于足跟部创面的皮肤轮廓（图5-14-3）。

2. 在足底设计皮瓣画线上做切口，并延伸至内踝后下方。切开皮肤、皮下组织后，沿胫后动脉走行，小心地游离血管神经束，用无创技术分离到足底处。保留足底内侧神经干，从干中分出支配皮瓣区的皮神经支。最后形成神经血管蒂的岛状皮瓣（图5-14-4）。

3. 在足跟部创面与足内缘切口之间做皮下隧道。然后，将神经血管蒂皮瓣经皮下隧道引至足跟部创口中。注意切勿扭转和压迫蒂部，以免影响皮瓣血液循环。放松止血带，观察皮瓣血运。当皮瓣血液循环良好时，将神经血管蒂皮瓣结节缝合于足跟部创面上，并缝合足内缘切口（图5-14-5）。

4. 供区创面用中厚皮片游离移植修复，用棉垫绷带松包扎（图5-14-6）。

【术后处理】

术后将患肢抬高，使皮瓣外露一角，随时观察血液循环和感觉。2周后拆线，逐渐练习负重和行走。

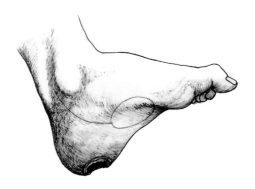

图 5-14-3　足底神经血管蒂皮瓣移位术示意图

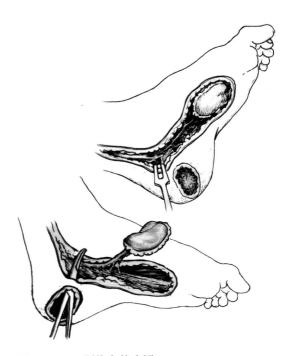

图 5-14-4　制作岛状皮瓣

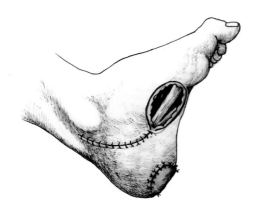

图 5-14-5　足底神经血管蒂皮瓣移位后缝合

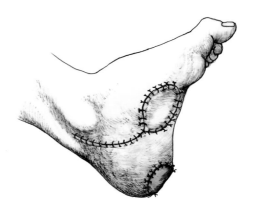

图 5-14-6　供区创面移植修复

【讨论】

足跟部慢性溃疡传统的修复方法为皮管或小腿交腿皮瓣移植术，但有其缺点，肢体强迫固定，手术繁杂次数多，痛苦大，病人不易接受。皮瓣成活后，显得臃肿，移动性大，负重不稳定，更大的缺点是皮瓣无感觉，易被磨损形成溃疡。

1. 足底部岛状皮瓣成活后，能改善局部组织的营养状态。
2. 皮瓣内有神经支配，感觉好，负重有稳定感，不易形成溃疡。
3. 足底部皮肤与足跟部皮肤相接近，其组织较密、弹性好。
4. 岛状皮瓣旋转角度不受限制，一期完成。
5. 足底是隐蔽区，又是非负重区，因此是很好的供皮区。

第十五节
跟骨结核病灶清除术

【指征】

跟骨结核，合并死骨或脓肿，经非手术治疗无效者。

【麻醉】

采用硬膜外麻醉。

【体位】

仰卧。于大腿中部扎气囊止血带。
举例：跟骨结核。

【手术步骤】

1. 于足跟内侧做长 2～5cm 弧形切口（图 5-15-1）。
2. 切开皮肤、皮下组织，牵开软组织，显露跟骨。以病灶为中心呈环形钻骨孔，并用骨刀沿骨孔开骨窗，显露病灶（图 5-15-2）。

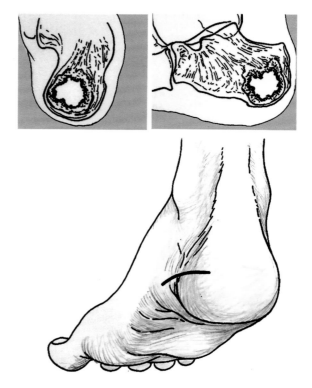

图 5-15-1　跟骨结核病灶清除术切口入路

3．显露病灶后，吸净脓液，取出大块死骨，刮除结核灶肉芽组织和干酪物质，彻底清除骨腔内病变组织，制成新鲜骨创面（图 5-15-3 ）。

4．用生理盐水冲洗骨腔和创口。然后，取自体髂骨块填满骨腔（图 5-15-4 ）。并放入链霉素 1g，青霉素 80 万 U。

5．将开骨窗时取下来的骨壁盖恢复至原位，并嵌紧之。最后，缝合切口（图 5-15-5 ）。以厚棉垫压迫包扎，放松止血带，用短腿功能位石膏托固定。

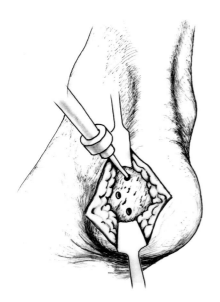

图 5-15-2　钻骨孔并开骨窗

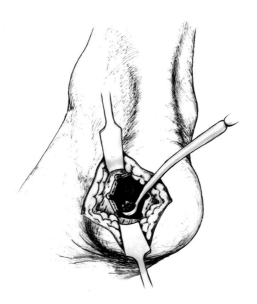

图 5-15-3　清除骨腔内病变

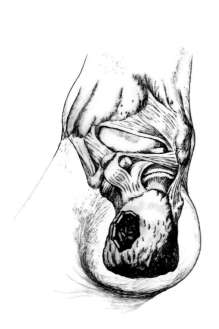

图 5-15-4　自体髂骨块填满骨腔

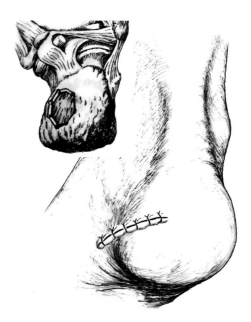

图 5-15-5　骨壁盖复回原位后缝合

【术后处理】

1. 术后将患肢抬高，以利于血液循环，3 个月后摄 X 线片检查。待骨愈合后，去掉石膏托，练习负重和行走。

2. 术后继续应用抗结核药物治疗。

【讨论】

切口的选择，主要应取决于病灶的位置。但一般不选择外侧切口，因为外侧磨损机会多。

55检

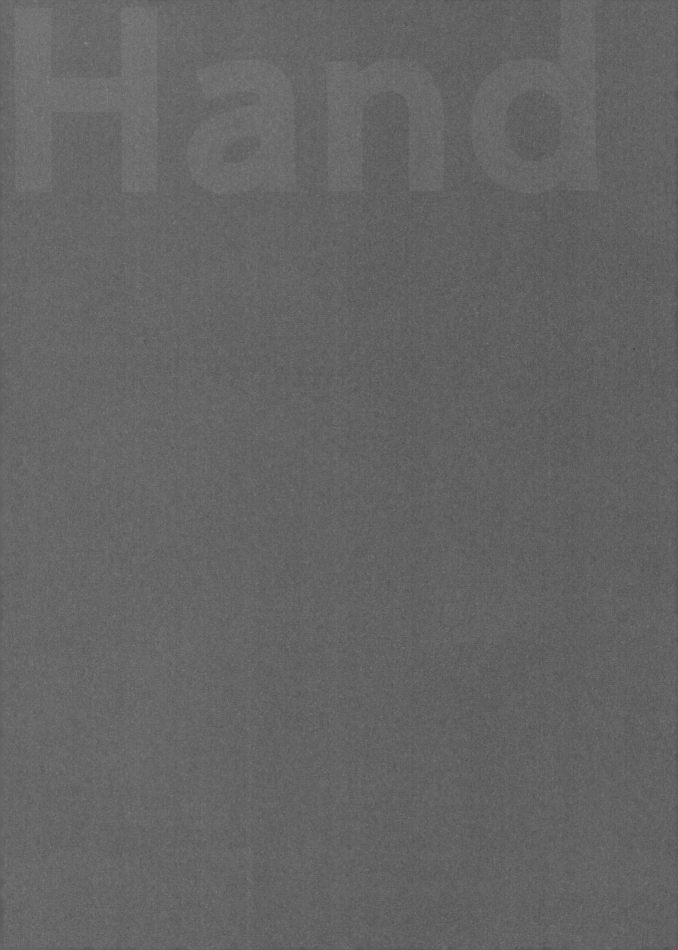